SUPER PSYCHOLOGICAL
CONTROL SURGERY

超级心理
调控术

[美] 普兰提斯·马福德◎著　向咏怡◎译

中国社会科学出版社

图书在版编目（CIP）数据

超级心理调控术 /（美）马福德著；向咏怡译. —北京：中国社会科学出版社，2012.12

ISBN 978-7-5161-1708-8

Ⅰ.①超… Ⅱ.①马… ②向… Ⅲ.①心理调节 Ⅳ.①R395.6

中国版本图书馆CIP数据核字(2012)第263562号

出 版 人	赵剑英	
责任编辑	王　斌　杜丽延	
责任校对	刘晓红	
责任印制	王　超	

出版发行	中国社会科学出版社
社　　址	北京鼓楼西大街甲158号（邮编 100720）
网　　址	http://www.csspw.cn
	中文域名：中国社科网　010-64070619
发 行 部	010-84083685
门 市 部	010-84029450
经　　销	新华书店及其他书店
印　　刷	北京市大兴区新魏印刷厂
装　　订	廊坊市广阳区广增装订厂
版　　次	2012年12月第1版
印　　次	2012年12月第1次印刷
开　　本	710×1000　1 / 16
印　　张	11
插　　页	2
字　　数	181千字
定　　价	29.00元

凡购买中国社会科学出版社图书，如有质量问题请与本社联系调换

电话：010-64009791

导　读

马福德和他的心理调控术：
幸福人生的基本原则

有这样一个人，他曾被视作无人理解的"怪才"。他的作品充满奇特的想象力，他研究的对象竟是宇宙间那最玄秘难懂、千百年来无人可以说清的东西——精神。

他有着丰富的经历，从青年时代，他便来到美国的加利福尼亚州，做过矿工、厨师、教师、讲师、作家等职业，他的知识和理论，大都来源于自我学习与体悟。

他曾经像隐士一样生活，无人知道他的去向。他也曾经活跃在圣弗朗西斯科的文学圈和19世纪60年代波西米亚风潮的圈子中，与马克·吐温、哈特等知名作家交游论道。

他并不是科学家或者工程师，却对飞机和收音机的出现作出了预言。他的根据，并非科学上的原理，而是人类的精神。他认为，人类那些具有同质化的精神会相互吸引，相互靠近，这种吸引的力量，会"物化"为更便捷的交通工具和交流方式。

后来，他在平静的孤独中逝去，死因至今仍然是个谜。可以说，他的离去和他本人以及他的思想一样，神秘、离奇、高深莫测……

在他生前与死后的很多年间，他的作品与书籍很少有人问津。而今天，这些作品与书籍却被翻印了无数次，激励着无数人鼓起对生活的勇气。还有很多希望走出人生困境的人，也从他的思想中得到了启发。

金融危机后，越来越多的人开始关注他的思想理论，人们急于寻找一种自我改变的方式，以适应变幻莫测的世界。2009年，一本书名为《秘密》的畅销书风靡全球，据说，这本书为人们揭开了关于生命、健康、成功、财富、命运的千年秘密。而这本书的第一句，就引用了他的名言：**"你的每个思想都是真实存在的东西——它是一种力量！"**

终其一生，他始终力图告诉人们实现人生成功和幸福的基本原则——他这样对人们说：**"改变了你的思想，就改变了你的命运！"**

他，就是普兰提斯·马福德（Prentice Mulford, 1834—1891），19世纪美国"新思想运动"（New Thought Movement）的创始者和代表人物、作家、心理学的先驱、人类灵性的导师。他的作品指导着越来越多的人走出人生低谷，找回了内心的平静，让他们充满力量地迎接一种真正幸福和健康的生活。

那么，在他的作品中，到底会告诉我们哪些生活的真谛和成功的秘诀呢？

和同时代的那些"新思想运动"的领袖们一样，马福德是个敢于破除陈规、进行独立思考的人。"新思想运动"虽然是一次对基督教神学思想的革新运动，但它的影响却远远超出了神学的范围，后世很多心理学家、教育家和励志大师们，都从"新思想运动"中汲取过营养。

而马福德，从他的作品来看，他称得上是博览古今，特别是经常会以东方的古老智慧来丰富自己的思想。所以，他的思想在我们中国人看来，会有一些亲切的感觉——虽然具体的表述方式不同，但却符合东方民族的一些思维方式：比如"顺其自然"；比如通过一种由内而外的人生修养，达到一定精神的境界，从而获得事业上的成功。

马福德认为，始终有一种"大自然的规律"在掌控着这个世界。对它，马福德并没有给出一个固定的名称，他有时称其为"永恒的力量源泉"、"宇宙的终极力量"、"永恒的作用力"，有时又将其表达为"上帝"、"造物主"，或者定义为"无限思想"、"超级力量"、"无限精神"、"最高的神圣思想"……

正所谓"道可道，非常道"，马福德虽然没有对他自己的"终极之道"给出一个界定，但他认为，我们每一个人，都是这种"无限思想"、"终极力量"的一部分。所以，我们每个人拥有无限的潜能，这潜能远超出我们自己的想象，我们完全可以运用它去创造生活中的种种奇迹。

同时，马福德告诉我们一种类似于"冥想"、"灵修"的方法，来帮助我们开发自身的无限潜力，从而获得健康的身体，远离疾病困扰，不断提升智慧，赢取成功和财富，最终获得真正的幸福与心灵的安宁。马福德将这种方法称为"吸引力法则"。

他认为，人们的心灵趋向什么、有什么愿望，他们就会最终"吸引"到什么。每个人都可以梦想成真，然而，很多人错用了这种本能力量，于是给自己招来疾病、不幸和堕落。

于是，马福德给人们提供了一系列的具体方法与措施，帮人们从头脑中彻底清除旧思想的垃圾，让人们懂得如何去追寻那"向上的吸引力"，向一切美好、纯洁、强大的事物靠近。

因为，只要改变一个人的思考方式、信念模式和行动方式，就能完全改变他的命运！

目 录
C o n t e n t s

一　心灵的神奇力量

当你的思想进入正确的轨道，只需要付出一点儿努力就可以轻松地得到所有物质的财富，这时，你会对这一事实感到惊讶不已。特别是当你知道，人们实际上通过额外的付出就能得到健康、幸福和财富时，你会对人们的奔波劳碌并把自己推向死亡边缘的做法，更加感到疑惑不已。

二　跟随精神的指引

你的每个想法都是一种真实存在的东西——它是一种力量。

三　通向健康的捷径

如果我们希望自己变得更加高尚、更加有气度、更加文雅、更能善意待人、更乐于助人，我们这样的想法和愿望，就是一种无形的力量。这种力量实际上就是一种"向上的吸引"。这种积极的思想，是从你所向往的高级精神领域中而来，通过它，你正在吸引那些使你更健康的无形元素。紧接着，这些元素会把你吸引到地球上更伟大、更宽广、更纯净的生活领域中，它会支撑着你，让你站得更挺拔。

四　净化我们的人际关系

那即将到来的"和平王国"，必须建立在宽容不同意见的基础上，人们化敌为友，和平共处。于是，人们发掘出他们美好的天性，消除了所有流言和猜忌，人们找到了和平、健康、快乐的法则。

五　与大自然一起呼吸

对万物真正的爱是我们生命力的源泉。我们对大自然的事物给予越多的真爱，就会得到它们越多的爱作为回馈……这不仅仅是一种情感，更是一种恢复和强健身体的最有效的方法，因为这些东西使你的精神变得强大，而使精神变得强大的东西必然使身体更强壮。

六　去主动拥抱成功

把一个概念、一个想法尽可能地保持在你的思想中，你就能获得它，这就是吸引力的法则。你想什么，你就永远吸引什么。从心中发出的愿望，正是你获得力量的途径。

七 每一天都是"新生"

新生，意味着永远上升的生命，意味着一种自我更新的能力。那就是：当你每天早晨醒来时，发现身边的一切是那样美好！每天的阳光照耀，对你来说都是一种荣耀。而你无论在哪里休息，都能感觉到山川河流、花草树木、飞禽走兽、日月星辰……自然界的一切事物中，那澎湃的生命活力和灵性。

新生，意味着每天都有新的思想充实着你的内心，你为自己生命中的无限可能和潜力而欢欣不已。重生，意味着你远离了那种为了物质生活而苦心经营的状态，于是你不必再处心积虑、劳神费力。你会自由自在，你的身体和精神都会得到放松。你最终从天地万物那里得到了宁静和幸福，得到了生命与力量。

一

心灵的神奇力量

　　当你的思想进入正确的轨道，只需要付出一点儿努力就可以轻松地得到所有物质的财富，这时，你会对这一事实感到惊讶不已。特别是当你知道，人们实际上通过额外的付出就能得到健康、幸福和财富时，你会对人们的奔波劳碌并把自己推向死亡边缘的做法，更加感到疑惑不已。

我们为什么不快乐？

> 我们为什么总是过得不快乐？为什么我们的心情时好时坏？为什么我们免不了不时情绪低落，或者不由自主地大发脾气？对此，普兰提斯·马福德告诉我们：那是因为"低级"的、"粗糙"的思想在我们的头脑中占了上风！

也许你很想知道，为什么自己总是在某个时候会情绪有些低落？或者有时怒气冲冲而不能自控，没法心平气和地与别人交流？还有，为什么自己的心态时好时坏，容易受到种种事情的影响，无法左右自己的心境？

究竟是什么东西，使我们的心灵世界总是出现问题？使我们总是得不到梦寐以求的幸福快乐？

其实，我们生活在世上，总会受到周围环境的影响。特别是周围那些不和谐因素，必然会影响我们的思想。

如果我们重新审视我们平日生活于其中，并早已"习惯"了的这个世界，我们会发现：竟然有那么多我们习以为常，却视而不见的不和谐因素。

比如，对待我们大自然中的兄弟——动物们，人类是否真的温和、仁慈？比如鸟儿，它们本是我们最自由的邻居，它们生来要把巢建在树林里，而人类对森林无节制的开发，使得它们失去了家园。而那些人工饲养的动物，则完全失去了自由，最终失去了在自然界生活的能力。动物，本来有着和人类一样的生存权利，可现在，它们不能自由的生活，而是以扭曲的方式、按照人类的要求繁衍后代。

人们病态和残忍的欲望，使它们成了餐桌上的美食。我们身边所有的人，都吃着这些病态的生物，于是，种种不快乐的因子，通过食物，会直接、间接地影响着我们的身心。人们的心理也都变得越来越病态，这种病态，直接表现为身心的不愉悦。

为了住得更舒服，在冬天，我们的房子、汽车和小船都需要取暖，而取暖所用的燃料，会释放出有毒的气体。这种气体与人体散发出的气味融合在一起，形成更加不利于健康的空气。也许你习惯性地认为，自己理应舒舒服服地躺在床上，享受着冬日里温暖而豪华的家，其实，你却是无意识地"享受"着有害的空气，直到身体出现不适才有所察觉。

实际上，现今种种人们以为天经地义的享乐方式，正在损害着他们的身心安乐。

生活在今天的人们，一不小心就吃到变质和腐败的食物，也无时无刻不在目睹着野蛮、残忍、不公正的现象，尽管我们假装对这些现象视而不见，可这些现象无疑影响了我们的心情。

按照自然规律，人应该食用那些细胞肌理良好的食物，因为只有新鲜的食物，才能给人朝气蓬勃的生命力。可现实却是，人们不得不经常食用不再新鲜的蔬菜水果，这无疑让人变得忧郁。

物质是精神的载体，我们的思想（或者说精神）所受到的影响，与其"载体"是分不开的，比如食物，比如我们居住的空间。

不仅如此，这些不愉快的思想，已经成为在人群中占主导地位、最活跃的思想，而我们也正在不断地受到这些思想的影响。

日常生活中，我们可能会在无意中或者不由自主地就破坏了保证身体和精神健康发展的原则。人类从一生下来就对环境具有依赖性，而目前的生存环境是：你一来到世上，就不得不依靠人工制成的对身体不利的食物为生；这种不利影响甚至还会遗传给你的后代……

所谓"思想的载体"——物质，就是利用这种方式影响我们的。生活中，我们已经养成了一些恶习或者一些思想习惯，除了一点点改正之外别无他法，比如着急、易怒、胡乱给自己施加压力的习惯。而这样的思维习惯，已经影响到我们生活的方方面面。这种种毛病加在一起，其后果，就是将我们的精力消耗殆尽。这就是诱发大部分身心疾患的始作俑者。

无论你正在朝着好的或是坏的目标努力，无论你的行为是仁慈的还是自私的，这些坏的思维习惯，都会减弱你对种种痛苦以及不良情绪的抵抗力。

只要粗俗的思想——受着不良物质生活方式影响所产生的思想——在我们这里占了上风，我们就会不快乐。于是我们成了这样的人：

我们看待世界的方式是低俗的，我们总是感觉到莫名其妙的压力和不安。

面对选择时，我们无法作出准确的判断，只有事情过后，我们才知道怎么做对我们有利。

我们感兴趣的东西很少，但是厌恶的东西却很多。我们的恨比爱多，我们总是怀恨在心，不懂得感恩和爱。

我们看不见善，却对邪恶异常敏感，于是我们总是看到和感受到更多的不愉快，自己也因此常常受到伤害。恨和偏见让我们甚至仅仅是听到所恨之人的名字，就气得浑身颤抖，其实这样做只会让我们自己受伤。

……

这一切，都是粗俗的、不和谐的、低级的思想在我们头脑中占了上风。物质，或者说肉体，在我们这里占了上风。

反之，当我们的精神占上风时，这一切都会大不相同，我们的眼光能看清事物的趋势，了解什么是对我们有利的，因此也能够将所有有利的事物吸引到我们身边，为我们所用。

我们不再会因为个人偏见，无情地把他人拒之于千里之外，我们的爱会比恨多，要知道，如果懂得如何去敬佩别人，在人性最深处发现善，就能够让我们无视邪恶，并赐予我们无穷的力量、强健的身体和不断发展的自我，因为有了爱就有了力量。

那么，到底什么是低级的思想、不和谐的思想，这种思想又是如何产生的？我们又有什么天然的力量可以对付它呢？

怎样找到真正的"我"

> 肉体与精神，分别构成了两个"我"，造就了我们不同的思想、欲望和心情。其中，那个"高级的我"、"精神的我"能给我们带来健康、力量和快乐，你相信么？

人的心理或者思维由两部分组成：一个是物质的心（Material Mind），一个是精神的心（Spiritual Mind）。它们构成了每个人的两个"自我"：物质的心构成了低级的自我，而精神的心构成了高级的自我。

高级的自我接收自然界中的"超级能量"（Supreme Power），充满了进取的思想和灵感。而低级的自我是肉体的自我，它被认为是原始的、空虚的。

（马福德认为：宇宙间有种终极的力量，它弥漫在宇宙的每一个角落并掌控着无边无际的宇宙，在本书中，马福德曾分别称它为"**无限思想**"、"**超级力量**"、"**无限精神**"、"**永恒的力量源泉**"等。而作为"新思想运动"的代表人物，他又把这种"终极力量"形容为人们通常所说的"上帝"。——编者注）

高级的自我不断为我们争取更大的潜能和力量，远远超出我们现在所拥有的；而低级的自我认为，我们只能像先人一样生活和存在。

高级的自我渴望自由，渴望远离身体的累赘、疼痛、残缺和限制；而低级的自我认为，我们生来就必须承受这一切，必须忍受疾病、痛苦，必须经受摆在我们面前的种种苦难。

高级的自我希望拥有自己判断是非的标准；低级的自我则认为我们必须接受其他人按照通俗看法、传统观念、宗教信仰和偏见为我们制定的标准。

莎士比亚说过："要做一个真实的自我！"但对我们来说，哪一个自我才是真正的？高级的还是低级的？精神的还是肉体的？

物质，或者说肉体，是我们看得见的。那么精神是什么？精神是一种力量、一个谜团。关于精神，我们所知道的是：它是存在的，并且永不停息地工作着，制造一切我们看得见的生理现象和身体感觉，以及更多我们看不到的事物。

物质，自然是可见的实体，比如一棵树、一头野兽、一块石头。然而，必定还有一种藏在背后的力量，将物质结合在一起，成为我们现在看到的样子。这种力量对物质起着作用，它制造鲜花，又使它开放。如果它停止对鲜花或树木起作用，就会产生另一种结果，我们称为衰落。它不断地改变着物质所表现出来的形式。比如，同一头野兽、同一株花草、同一个人，到了下个月或明年，其外表都将不再是过去的样子。

这种永恒的作用力，隐藏在万物背后，从某种意义来说，正是它创造了世间万物，我们把这种力量称为精神。

如果我们学会运用这种力量，去看待、推理和判断现实事物，就是我们"精神的心"在发挥作用，我们的生活也将由此发生改变。

"精神的心"会给我们带来健康、幸福和永远的宁静，懂得这一点，我们就会意识到运用这种精神力量的重要性。我们正是由这种精神的力量形成的，而且我们还不断地吸引这种力量，使它成为我们的一部分。

这种力量来得越多，我们掌握的知识必然越丰富。一开始，我们任由它在我们体内盲目地工作，与我们那物质的心一样无知。然而随着心灵的成长，以及这种力量的增加，我们的心灵开始觉悟，它提出疑问："为什么现实生活中会有这么多的悲伤、痛苦和失望？""难道我们生来就是为了受苦受难，然后渐渐衰老、走向死亡？"

问这些问题，表明你那颗"精神的心"正在苏醒。这是一个认真的问题。

相反，物质的心早已被你的身体调教得很顺畅了，它是所有"习惯性无知"的原因。就好比人们告诉一个孩子："汽船是靠轮子来行驶的。"却不告诉他，为轮子提供动力的是水蒸气。于是，这个孩子在无知中成长起来，有一天，假如他发现自己的汽船不能行驶了，他只会找人来修轮子，而不是修发动机。

现在许多人都像这个孩子，他们在追求健康时，完全依靠身体的保养，却从未想过身体的疾病源于身体的真正动力——思想。

那"肉体的心"或者说"物质的心"，完全从物质的角度去看待、思考和判断一切事物。它把肉体当做人的一切。而"精神的心"，只把身体视为心灵或者所谓"真正的自我"与物质世界交流的一个工具。物质的心把身体的死亡当做生命的终结。而精神的心认为，死亡的身体只是从精神上剥落下来的一个破旧的工具。

物质的心认为物质（或者我们的感官感觉到的东西）才是真实的，它并不把思想本身看做真实存在的东西，就像水和空气那样。而精神的心，只将物质视为精神较为粗糙的表达。它懂得这样的规律：**你的想法会影响他人，尽管你与他们的身体相距十万八千里。**

精神制造了物质，使自己外化为物质形式，而物质，只不过是精神力量的一种表达方式，它永远随着精神的变化而变化。因此，如果有关健康、力量和知识的念头，被源源不断地输入到你的思想之中，它们就会在你的身体里显现，使你充满活力，永不枯竭，使你的每一种感官都不断提高敏锐程度。

而物质的心，却总是从各个角度阐述它那"死亡论"和"宿命论"，它认为衰落和死亡是每个人都逃不脱的终点，因此，它不可避免地因为这个错误的观点而暗自悲伤、痛苦。可是在当今，信奉这个错误观点的人却是如此之多。这种悲观的思想是一个巨大的错误，它可能导致人们放纵欲望、及时行乐，但随之而来的却是一百倍的痛苦和失望。

大量的证据证明，人类到现在并不明白，自己的疾病、悲伤和失望是怎么产生的。换句话说，人类还是一个孩子，他们天真地相信，风车的轴在推动风扇的转动，因为有人曾经这样告诉他们。在这种误导下，他们处于无知的状态，不懂得风才是真正推动风扇转动的动力。

我们都知道，一套衣服并不等同于穿这套衣服的人。然而，物质的心却总是以这样的逻辑进行推理。它不懂得身体和精神是两种有区别的东西，就像不懂得衣服与人并不是一个东西，它以为衣服（身体）就是人的一切。假如一个人因为软弱而被命运摔得粉身碎骨，被摔碎的只是他的"外衣"，而所有使他坚强起来的能量，都被注入精神中。

物质的心，常常盘踞在我们的内心世界中，它会随着时间推移而越来越反对改变，就好像思想结了茧子。它拒绝学习任何新事物，比如绘画与音乐这些令你身心轻松愉快并提升你生活境界的东西。它认为，任何一种艺术都不过是艺术家赚钱的手段，而不是消除疲劳、放松大脑、改善身体健康、增加活力、发展头脑、使生活丰富多彩的办法。对于学习一门新艺术，物质的心总是这样说："年纪大了，学什么都不行了！"

这就是许多"人到中年"的人们的实际状态，物质的心要他们"稳定下来"，他们不可避免地接受"衰退论"的思想。物质的心还不停地告诉他们：随着年龄增长，人必定要逐渐衰朽，走向死亡。物质的心认为，一切的一切，过去一直如此，未来也必定一样。比如看到同龄人相继辞世，这种想法就会不断地冒出来，由于他们坚信某种"必然"，所以受"必然"的指使，一步步走向毁灭。

而精神的心却会对你说："如果想战胜疾病，那就将你的注意力转到健康、力量和活力之类的念头上，多关注那些健康、强壮、充满活力的事物，比如高远的白云、清新的微风、翻涌的大海、雄伟的飞瀑、繁茂的森林、直耸云天的大树、婉转歌唱的小鸟。这样，你会使自己的注意力集中于一种真正健康的、能带来生命力的思想，这种思想正是由这些强壮的、富有生命力的事物所启发的。"

物质的心和精神的心，在每个人身上的活跃状态也是不同的。有些人，他们那精神的心尚未觉醒；另一些人，他们精神的力已经开始揉着惺忪的睡眼，就像一个刚刚醒来的人，眼前的一切仍然模糊而朦胧；而有些人，精神的心却已经完全清醒了。

很多人，在无意之中，会感觉到两种或强或弱的对立方的存在。这是因为，物质的心和精神的心在争夺控制权，它们的斗争可能十分激烈，这种斗争在一段时间内，也会伴随着生理上的疼痛、烦躁和紧张。

许多情况下，人们允许自己物质的心居于上风，完全受了物质的心的摆布。这些人的"高级自我"还没有觉醒，无知正盘踞在他们的头脑中。

不过，只要你那精神的心开始觉醒，就没有什么可以阻挡它，尽管你那物质的心会暂时拖延它觉醒的速度。

关于精神的心，正如那句话"你真正的自己有时不一定在你的身体里"。就说此时此刻吧，你可能"心不在焉"，那就是说，你的心不在你所身处的位置，而是在商店、办公室、工厂……之中，或者和一个对你具有强烈吸引力的人在一起。而这些地点或这个人，可能是距离你的身体十万八千里之外。你真正的自我，有难以置信的活动速度，那就是你产生一个"想法"的速度。

而物质的心不承认这一点，它认为："我就是我的身体，而不是其他地方。"于是，很多灵光一闪的想法被你拒绝了，你认为它们不过是一时兴起，是虚幻而不切实际的想象。然而，很多情况下，也许正是这些想法促进你精神的进步。

你那物质的心总是拒绝新事物，就好比两百年前，多数人绝不会相信：蒸汽可以作为一种动力。然而，到了今天，这种动力已经被广泛地应用了。正是由于当年一批有识之士的坚持，蒸汽机战胜了种种非议，扫清了众人愚钝的物质之心为它设置的种种阻碍。

精神的心知道，自己拥有一种力量，可以在物质的世界里获得任何成就，超出人们的想象。它认为，我们对于自己生命的潜能仍旧无知，可我们却专注于一些小事，比如身体的健康长寿，比如想获得的物质满足，以及其所使用的方法和手段。

一旦精神的心主导了你的思想，你就会发现：所有的力量都可以注入你的生命中。这样的力量，将被用来创造我们的事业，给我们带来物质财富，或使我们进入更高级的境界，进入强大、平和、愉悦的王国，实现那些被人们称为所谓"奇迹"的事情。

有的人容易陷入自我谴责、自我否定的情绪中，正如一些宗教信徒，用苦行清修的方式来进行自我惩罚或"赎罪"。这其实都是无法打败"物质的心"的表现，这只能使你无论对待自己或对待他人都更严酷、更偏执、更无情，这是从一个极端走向另一个极端，在自我否定和自我惩罚中寻找神圣。

还有一部分人，由于无法控制暴躁的脾气，而一次次滑向犯罪的边缘，这是由于每个人的物质的心都带有攻击性。这样的人，会因为意志力的缺失，而对自己失去信心。

这样对他们没有任何好处，人不能把自己称为"可耻的罪人"，正如不能把别人称为"可耻的罪人"。如果这样形容自己，你就会把"可耻的罪人"带入你的思想，使它成为现实，你将不知不觉地成长为这样的人。长年累月灌输这种思想，会带来偏执、无情、压抑、苛刻的人生观，这样的精神状态必然会带来生理疾病。

当物质的心被清扫时，我们就会信服自己的精神力量，如果学会正确地运用它（其实我们一直在或多或少地运用它、甚至错误地运用了它），我们恐惧死亡的痛楚就会消失，生活就会变成一种辉煌的前进，就像圣徒保罗说的："信心融入胜利。"我们会由今天的快乐迈向明天更大的快乐，而"活着"完全意味着幸福。

思想是流动的能量

> 马福德认为，众人的思想会汇成一股强大的"气流"，它会不可抗拒地影响每个人的心情。所以，你必须躲开失败、疾病、愤世嫉俗的思想流，你要去迎接成功、健康、和谐的思想流。

精神的力量、思想的力量，它的强大远远超出了我们的想象。也正因为如此，我们必须重视自己的思想和言语，别让它毫无顾忌，因为我们的想法正在制造我们的命运。

当我们思考，当我们与别人谈论，我们无形中就制造了一种"思想流"（Thought Currents）。思想，好比水流或气流，它是一种看不见的潮涌，但像水流一样从每个人身上流入或流出，它对我们的身心将产生或有益、或有害的作用。

气质和性格相似的人，具有同样的思想流。而其中的每一个人，都是这种思想流的发动机和推进器，都在增强思想流的活动。我们可以看到，处于愤怒或沮丧情绪中的人们，他们的思想流是相同的。而所有充满希望的、富有勇气的和乐观向上的人，他们的思想也是以相似的方式活动，通过他们的思想流，将一种力量紧紧地联系在一起。

假如你的精神处于低迷或"忧郁"状态，那么，从别人那里"流过来"的思想流中，唯有"忧郁"对你起作用，与你产生共鸣，于是，你会与一连串"忧郁"的思想流合拍，这样你的思想就会生病。

当然，这些疾病是可以被治愈的，但如果你习惯性地向这种"忧郁"的思想流敞开心灵的大门，那么你的疾病是无法立即根治的。

如果我们被任何一种负面的思想流所吸引，那么我们在一段时间内会融入其中。如果一群人总是在一起谈论疾病、不幸、死亡等话题，长期无意识地培养这种不健康的爱好，并且这些话题构成他们谈话的主要内容，那么他们将不断地给自己带来有关"不幸"的幻觉的思想流，他们的思想将变得不健康。这些思想流将对他们起作用，最终给他们带来真正的疾病和不幸。

如果我们总是谈论病人，或者长期与他们相处，不断地想着他们，那么我们将为自己带来关于疾病的思想流，它终将在我们的身体上变成现实。为了拯救自己，我们需要作出更多的努力，去克制负面思想流的侵害。

而当人们喜欢在一起谈论事业，他们就会引来一种关于事业的想法、建议的思想流。他们越是如饥似渴地吸取这种思想流，就越能够接收到改善和发展自己事业的想法和建议。公司或企业的高层领导之间，就经常举行一些会议或讨论，其实他们就是通过这种方法创造力量，使他们的事业不断前进。

你是否渴望成功呢？渴望像那些百万富翁一样，坐飞机头等舱、住豪华酒店、穿名牌时装。思想流可以帮你！如果现在你的钱包还无法承受这么奢侈的消费，那么你可以在脑子里想象这样的生活，这就是你朝着这个方向迈出的第一步。金融界的成功人士们，都在无意识地遵循这个规律。

而那些著名的演员们，他们的表演欲望也将他们带入表演事业中。对于所有成功的人来说，有一种力量和因素在影响他们，那就是"物质的心"，他们自己几乎意识不到的一种"精神能力"。这种精神能力告诉他们：去尽力获取关于成功的思想流吧！真正的成功，将从这种思想流中诞生。第一次，也许这只是一次小小的成功，但随着时间的推移，你将取得越来越大的成就。

反之，如果我们整天盯着那些廉价商品，算计着怎么买便宜货，关注那些廉价的旅店、便宜的食品和车票，那么我们就陷入了关于"廉价"的思想流中。这种思想流会把我们导向卑微，我们的人生观和未来规划将被它影响，我们不再具有"不入虎穴，焉得虎子"的勇气，在它的阻碍下，我们永远无法取得成功。

为什么呢？因为和"廉价"有关的思想流是一种阻碍，阻挡别人对你的事业产生共鸣。要知道，别人的共鸣，是缔造你事业成功最不可缺少的因素。如果别人与你产生共鸣，这就是一种志同道合的思想流，它把你和最成功的人联系在一起。

而便宜货的狂热者们，他们共同缔造的是一种与害怕、失败、挫折等概念联系在一起的思想流，勇气和成功绝不会输送到他们身上。它与成功的思想流是对立的，它们中间有一道屏障，就像高大的石墙一样，无人可以逾越。

想法偏激，或动辄以"革命"标榜的人，也共同制造了一种思想流。如果你与他们相处，你也会很快进入他们的思想流。其实，他们那里并没有什么真正的"革命"，有的只是极端的东西，而这种极端主义也会伤害他们自己，歪曲他们的思想，减弱他们的判断力，使他们变得主观臆断。

无论他们偏激的想法是否演变成一门艺术或学科、一种"革命"或一场"运动"，它都会使人变得狂热、偏执、乖僻和疯狂。它将所有极端主义者联系起来，统一他们的思想，无论他们原先的差异有多大。这类人通常强烈仇视与自己不同的人，这种仇恨的力量不断增强，几乎将他们自己撕成碎片。

所以，对你来说，最安全的做法，就是呼唤"无限思想"，去拥抱智慧的思想流。当智慧战胜我们的偏激思想时，我们不会再一触即跳，总是沉浸在所谓"为集体利益而战"的情绪中，不停地与人争辩甚至打斗。

要知道，一旦敌对和仇恨的思想流起主导作用，就会导致人类大家庭的不和谐争吵。它撕破了人们的友谊，它总是处在沸沸扬扬的状态，就像用火来烧水，于是锅炉中的水就变成水蒸气，挥发到整个屋子当中。

当一群人聚在一起，向另一群人表明敌意时，他们其实是在给自己带来一种伤害的思想流。并且这种思想流的力量，会以十倍、数十倍的方式递增，因为越来越多的人为了一个共同的目的——争斗，而联合到了一起。不管他们处在哪个阵营，他们都缔造了有关"敌对"的强大能量，并反过来受这种能量的影响。

那些发牢骚的人和恶意中伤别人的人，迟早会发现，这种思想流已经伤害了他们自己的健康。因为无论何种思想，只要它被人牢记在脑子里，就可能会在他们的身体上变为现实。如果我们总是想着、或者谈论别人的缺点，那么我们就会给自己带来这样一种思想流，并且使自己融进这些缺点之中。

俗话说："交流产生力量。"人们的谈话越投机，就会产生和吸引越多的思想流——包括有利的或有害的。一群爱说长道短的人，不讨论不在场者的私事是不会善罢甘休的，听到丑闻，他们会产生一种兴奋感；在对自己的朋友、邻居或敌人的说长道短中，他们几乎像饮了香槟酒一样舒畅。然而，他们终将为这些短暂的欢愉付出巨大的代价。

如果两个人每隔一定的时间进行一次会面，探讨关于身心的健康、能量和活力的话题，同时向"超级能量"敞开自己思想的大门，接受最能够留住幸福的方法和手段，那么他们将为自己带来这样一种思想流。

刚开始探讨这些话题时，只需要两个人就足够了，因为，即使是两个志同道合的人，一开始也很难寻找。这两个人对这种聚会的渴求应该是同等的，因为，任何其他的动机，都会使这种思想流偏离有益于双方的轨道。

我们可以借鉴旧式的复兴布道会或者室外布道会，在那些场所，许多学者共同进行探讨，他们一致行动带来了一种思想流，使与会之人如痴如醉、热情高涨，并受益匪浅。还有，北美印第安人对"战舞"的痴狂，也正是制造了一股思想流。

还有那些天才的演说家，他们努力吸引一种思想流，又把它输送给他们的听众，使听众感到激动和兴奋。优秀演员也是如此，他们首先带来一种更高级或更有力量的思想流，然后让它在观众身上发生作用。

一面学习着这种共同讨论、共同感染的方式，如果这两个人，或者更多的人，把这种定期交流和探讨的习惯保持下去，并从中发现乐趣，那么他们就不会像原来那样，总是有种种精神上的压力。

渐渐地他们发现，甚至不通过语言，就能够把讨论继续下去，不用事先加以考虑，就能够进入主题，并且不允许任何闲言碎语和搬弄是非的话插入到他们的讨论之中，那么他们将惊喜地发现：自己的身心有了极大的改善！因为在这个过程中，他们共同向"超级能量"索求获得身心健康的最佳方法，他们给自己带来了一种神奇的生命力。

另外，如果你过分关注自己的缺点，总是这样形容自己："我是一个胆小怕事、脾气暴躁、轻率鲁莽的人。"那么，你将招来同样的思想流，并使这些缺点扩大化。

所以，**你一定要努力吸引关于力量、勇气、温和、谨慎和其他所有美好品质的思想流，并不断地在脑子里想象这些品质，那么它们将成为我们自己的一部分。**

有时你准备买一套新衣服，你可能会对颜色、样式和裁剪拿不定主意，为此疑虑重重、心神不定甚至气恼不已，这样的情绪甚至持续好几天，在你的内心翻来覆去。这时，你已经进入了成千上万个也处于同样状态下的人的思想流。

让一位年轻女士变丑的最佳办法，就是让她尽情地发泄对别人的不满、抱怨、忌妒，没完没了地发脾气和发牢骚。因为在这样的思想状态中，她吸收了一种无形的思想物质，这种物质对身体会产生损害作用。它使人脸色暗淡，生出皱纹，削尖鼻梁，很快就把一个充满青春朝气的年轻女孩变成一个俗不可耐的悍妇。

我并不是在说教，不是对你指手画脚。举个例子，当你把脸放在火上烤，一定会留下灼伤和疤痕。而你把思想放在忌妒的火焰上，它同样会被灼伤、会开裂、会损坏，因为有一种与火一样真实的元素在对它起作用，尽管它是肉眼所看不到的。

如果我们总是想着一个做了某些错事的人，那么我们自己也将更容易去做这些错事。一切邪恶和有缺陷的东西，比如别人的缺点，还有令人不愉快的事物，应该尽快从我们的思想中消失。如果让它们停留太久，它们将变成"永久定居者"，并转变为相应的现实。

那么，在"超级能量"的帮助下，让我们进入健康的、自然的、强壮的和美好的思想流吧！让我们尽量避免疾病、痛苦、缺陷的思想流。想象一片绿油油的麦田或一个飞速滑行的冲浪板，总比研究一次令人恐惧的铁路事故有趣得多。

生活中的压力，的确给我们的生理和心理带来了创伤，我们无法弄清创伤的程度，陷入一种充满恐惧的想象中。这也是一种思想流，它将我们和所有精神出现病态的人纳入其中。自然，它能够带来的肯定不是生命力，而是疾病和死亡。

报纸上每二十四小时就刊登出纵火、爆炸、谋杀、偷盗或其他犯罪案件的新闻，它们意味着何种思想流？总之对你没有一丝一毫的益处。

如果我们阅读一本书，而书的作者是一个愤世嫉俗、尖酸刻薄的人，他只能看到别人的缺点，却看不到世界美好的一面。于是，我们也将融入作者那不健康的思想流中。这些作者，他们射出的毒箭终将毁灭他们自己。换句话说，一个曾经发射出恐慌、疾病和不幸的思想流的人，终将给自己带来更多的这种思想流，它们积累得越来越多时，就会变为相应的现实。

你可能在生活中整洁、谨慎、有条不紊，在工作上严谨而勤奋，但如果你与那些粗心而懒散的人交往密切，那么你会发现，自己有一种变得同样粗心而懒散的倾向，想要恢复以前整洁、谨慎和有条不紊的习惯，已经有些困难了。因为你不仅吸收了粗心和懒散的思想，而且这些思想的垃圾正在引导你的行动。

记住，当你情绪低落时，必有一种令人不快的思想流正在对你起作用。它将所有处于同样思想状态的人连接在一起，这些人制造并相互发送这种不健康的思想流。你接下来要做的，是祈祷或要求自己逃出这种有害的思想流。完全依靠自己的努力是无法做到这一点的，你必须请求"超级能量"帮助你扭转方向。

经过这样的祈祷，我们将越来越容易被那些积极向上的、生机勃勃的思想流所吸引，我们的生活也会充满了乐趣。

还有很多人，他们制造了一种过于严肃的思想流。这种过分的严肃，比忧郁和凄楚好不了多少。在他们的影响下，世界上带着微笑的面孔越来越稀少了，有些人甚至完全不笑，有些人已经忘了如何微笑。缺少发自内心的笑，是很多疾病产生的原因。这种不好的习惯，它不断增强的是我们的心灵"容纳"疾病的能力。被他们"吸引"来的疾病，一开始可能是些无足轻重的小毛病。

不过，人们在这些思想流的有害作用下，身体的某些部分不断受到刺激，随之而来的将是可怕的疾病。

如果你已经有了相应的症状，有一些办法可以帮助你扭转不良思想流的危害。比如，你可能每一天都经受一系列不适症状，它们看似伴随日常琐事而来。一张餐桌、一把椅子、一次交谈甚至一个人，都能给你带来这些症状。这时，其实出门散散心，就可以完全消除这些症状。

不同的环境和视野，能够帮助你驱走有害的思想流。当然，药物治疗可能暂时也能达到同样的效果，生活环境或者工作的改变也会有些许作用。然而这一切，其实都是"超级能量"的二流助手。

心灵的自我训练

> 人们一直习惯于向低级的、病态的、不健康的思想流敞开大门，于是他们就会成为这种思想流的一部分。为了克服由此产生的脆弱与恐惧，马福德为我们提供了一种类似于"冥想"、"禅修"的自我训练方法。

恐惧的思想流在我们的生活中也是无处不在。

令人类感到恐惧的一切：疾病，死亡，还有失去财富、朋友或其他自己在意的东西，这都让人感到害怕，每个人都有感到害怕的事。

恐惧的思想流，延伸到日常生活中每个细节上。比如大街上就挤满了害怕的人，他们不害怕别的，就害怕赶不上火车或公共汽车。而你，你对恐惧的思想流越敏感，就越会受它影响。所以，你必须用你的心，不断地向"超级能量"发出请求，为自己制造一个积极心态的盔甲，阻止恐惧思想流的入侵。

无论何时，当你受到恐惧的侵扰，那么你应该着手制造积极心态的盔甲，你可以对自己说："我拒绝接受这种思想，因为它影响了我的精神状态，对我的身体产生了不利影响。"

每个人都有自己独有的恐惧——比如害怕染上某些他们从未得过的疾病，比如总是担心会失去某些东西。比如一些琐事，甚至别人的几句闲言碎语，都能给他们的内心带来恐惧。这听起来没什么不正常，但长此以往，他们的思想就会习惯于恐惧的重复上演。他们的心向恐惧敞开大门，所有的想法都向恐惧奔涌而去。最后，它挑动了你的某根心弦——那根多年来使你渐渐衰弱的神经。

接下来，你的身体开始感到不适，出现多种不同的症状，并渐渐地衰弱。你可能出现食欲不振、浑身颤抖、口干舌燥、关节疼痛、昏沉困倦、注意力不集中等不适症状。

这些症状通常被归类为"疟疾",从医学角度讲,这个名词是正确的。然而在许多情况下,导致这种疾病的,其实是因为一种不好的氛围或思想流在影响我们的思想,而不是人们以为的"肮脏的环境"(物质环境)。毫无疑问,满是腐烂蔬菜或动物腐尸的环境,当然会影响很多人的健康。然而,有些人多年生活在污浊的水池边或沼泽地中,却从未染上疟疾。而其他远离这些地方、居住于高楼大厦中的人反而会得这种病。这是因为他们太怕得上这种病,他们严重地受到了恐惧的思想流的影响。

再举个例子,让你住在一间房子里,这间房子最近曾经发生一些令人恐怖的事件,而你对此一无所知。自然,在不知情的昨天,你仍然非常健康和强壮,然而当你第二天早上醒来,听说了这些事情后你的身体很快会出现一些不适之感。其原因就是因为这间房子里弥漫着一种恐惧的思想流。

如果一座城镇、城市或一个国家爆发了某些传染病或一些大灾难,即使是不害怕这些传染病或大灾难的人,也会产生不适的感觉。这种思想流,能顿时击中他们心灵深处的某一处"软肋",让他们陷入恐惧,不能自拔。

有时,一个狂热者预言将要发生一场大灾难,于是某些无聊的报纸便抓住这一话题,大肆宣扬,这引起更多的人去思考或谈论这件事情。谈论得越多,有害的力量产生得越多。结果,成千上万的人,通过这样或那样的方式,受到这种思想流的不良影响,因为恐惧的力量在人群中间不断地传递和增强。有些人,甚至被恐惧思想流杀害,可他们还完全不知内情,不对恐惧的思想流做任何抵抗。他们把自己思想的大门向恐惧的思想流敞开,让它秘密地潜伏,直到精神无法再承受如此重负,最后彻底地崩溃。

你对恐惧的思想流越敏感,就越容易受到它的影响。但你可以训练自己的心,阻止这种思想流的入侵。这种训练,你可以逐步地进行,一步一步地,让你的心灵对软弱关上大门,而只对力量敞开大门。通过陶冶性情,保持平和的心境,接受来自上帝或"超级能量"的有益思想流,你就可以做到这一点。

对外界思想流的敏感，接收思想流的"容量"，这既是一个人力量的源泉，也是他软弱的根源。其中的区别，在于他接受了哪一种思想流。如今许多心思细腻、智力得到良好开发的人，他们的身体反而是非常虚弱的，因为他们忽视了那些有害思想流的诱惑，甚至对它们的存在一无所知。

女性的生理组织更为精细，因此，她们对思想的每一个阴影或每一条射线都更为敏感，无论它们是好是坏。因此，女人在家庭中所遭受的痛苦，常常比男人意识到的多出数千倍。平庸的男人通常把这种情况解释为"女人的作风"，并对女人为何如此"紧张"、"忧郁"、"不安"和多病，感到疑惑不解。

而男人们，的确有时会在他们的工作当中产生某种积极力量，从而赶走恐惧的思想流。然而，那些不能向"无限思想"敞开心扉的人，这种积极力量也只是暂时的。

只要你信赖"无限思想"，相信它能够帮助你驱除这些疾病的"代理人"——有害的思想流，它就会给你送来很多得力助手。它将引导你得到适宜的药物、食物，引导你逐渐找到适宜的环境，这不是暂时的帮助，而是永远如此。因此你的疾病将得到彻底根治。

一个思想乐观、活泼、充满希望的人，可以成为你的医生或朋友，可以帮助你逃脱伤害性的思想流。你可以把这个人看做"无限思想"对你的帮助，不过，不要把希望完全寄托在别人身上。你应该对把这个人送到你身边来帮助你的"超级能量"给予最大的信任，直到你的精神真正地成长壮大起来。

过去，你可能向某种低级的、病态的、不健康的思想流敞开大门，并成为其中的一部分。而今后，你会以同样的方法，越来越沉浸于来自"无限思想"的思想流中，并使自己成为其中的一部分。于是，你会很快得到生理和心理上的恢复与振作。你不断地成为一个全新的人，改善的速度越来越快。你会逐渐远离恐惧，因为你会在"无限思想"之中发现，世界上没有什么是值得恐惧的。

　　你会越来越清晰地意识到：有一种力量和能量在保护着你。当你的思想进入正确的轨道，只需要付出一点儿努力就可以轻松地得到所有物质的财富，这时，你会对这一事实感到惊讶不已。特别是当你知道，人们实际上通过额外的付出就能得到健康、幸福和物质财富时，你会对人们的奔波劳碌并把自己推向死亡边缘的做法，更加感到疑惑不已。

　　你将会发现，在对这些最大利益的索求过程中，你的力量得到了不断增强，超过了自己的想象。你将看到真正的生命力的曙光，而现在，只有少数已经觉醒的人看得见它。对于许多人来说，它仍然是一个朦胧的梦境。你将认识到，幸福是永远存在的，真诚和满足永不消退，快乐可以相互传递，而且越积越多。你将发现：随着自己融入"无限思想"的程度不断加深，你不再奔波劳碌却一无所获。只要你完全信任它，享受它对你提供的帮助，那么你想要的一切都将随之而来。

　　当你进入正确的思想流，在最初的一段时间内，也许你可能要经历很多前所未有的身心的不适。这是因为一种新的元素正在对你起作用，使你对邪恶的存在更加敏感。新的东西驱除旧的东西，新的思想流搜索和检测你心灵中每一个小小的错误，并取而代之。这会引起一场战争，你的身体和思想都会暂时受到影响，变得难受起来。这就像打扫房间的过程，通常会出现多得想不到的灰尘和垃圾。其时，你呼唤来的新思想流，正在清扫你的"心屋"。

　　你能够吸引的思想流，它的能量是没有限制的，你运用它来完成的工作也是没有限制的。将来，人们会给自己引来这些高质量的思想流，用它们去完成现在被称做"奇迹"的事情。人类思想吸引这种质量和能量都不断上升的思想流的能力，隐藏于一个现在被称做"魔法"的秘密之中。

二

跟随精神的指引

你的每个想法都是一种真实存在的东西——它是一种力量。

发现生活的意义

正是因为我们都是宇宙间那"无限力量"的一部分，所以我们每个人都具有无限的潜能，人类会创造一切"可能"，让梦想变成现实，而生活的目的就是通向无限的幸福！

请不要妄自菲薄！你的天赋也许被埋藏了起来，但它从来没有停止过生长，就像树木在冬天也并未停止生长一样。

假如你正在学习绘画，或者练习如何在众人面前演说，不过，这中间你因为某种原因中断了学习，而当你重新开始时，你会发现自己在这方面的天赋不知不觉得到了提高。这是因为你的思想更新了，有一种新的力量，让你在这些方面的能量增强了。

你，正是上帝或者可以说那种"无限力量"的一部分，因此你自己就是一种不断增长的力量。这种力量会不断积累，帮助我们成长，这种力量促使我们的精神更加强大，也使我们自身更加完善，经过这样的完善，我们将达到生活的最终目的——幸福。

也许你经常会问："生活的目的是什么？"其实，你不可能为生活定下十分明确具体的目标，有一种被称为"命运"的东西，为你定下了生活的方向：那就是努力去掌控生活。

这种"宿命"让你无法停止心灵的成长、无法停止吸纳更多的力量，自然无限地扩大你的幸福。

生活的目的是什么？生活的目的在于：我们应该从生活中获得最美好的幸福。我们从生活中学习，如何过好每一天，保证明天要比现在过得更充实，再也不会虚度光阴。

生活的目的也是感恩，我们要时时怀有一颗感恩的心。

生活的目的在于奋斗，我们要勇敢地挑战痛苦和疾病，我们运用心的力量去管理自己的身体，让自己远离疾病和不适。

生活的目的是为了思索真理，我们要让自己的头脑保证正常的运转，让思想的力量发挥作用；我们还要确保所需衣食住行的充足供应，这样才能远离偷盗、抢劫等犯罪行为。

更重要的是，我们要不断获得崭新的力量，让自己的心灵充满生机，也让身体处在最佳状态，让身体的每个部位变得强壮而充满活力。

我们要多去寻找一些娱乐的方式，让自己和他人都能做到劳逸结合。

我们要让自己总是处在心旷神怡、知足常乐的状态，并乐于帮助他人，这样我们就会受到大家的欢迎。

我们还要和每个人交朋友，而不与任何人成为敌人。

……

这所有的一切，都是生活的最终目标，是每一个精神个体无法回避的"宿命"。这对于每个人，包括那些比我们更有活力的人们来说，都是一样的。我们要永远学习一样事：如何让生活变得有声有色。

如果按照这样的终极目标生活，你绝不可能错过本质的永久幸福。 在这条道路上，你已经承受和将要承受的痛苦，就像针尖和芒刺一样警示着你，告诉你不要走上歧途，让你按照宇宙间的规律去办事。

你越是敏锐，这条远离痛苦、通向幸福的道路就越清晰易辨。这条道路通向一种大乐的精神境界，处在这种境界的人们忘记了时间，因为关注和喜爱那感人肺腑的情境。这就是《圣经》中所说的："一日如千年，千年如一日。"

印度宗教中的"超脱"理念告诉我们，一切关于"活着"的潜在价值都存在于这个星球，"超脱"意为宁静、安详和自信，这种自信来自对自己的事业、自己所有的努力都必然通向成功的一种信念。我们现在所发现的幸福，实际上仅仅是达到下一个更大幸福的台阶。

如果你确信自己一定能够实现去国外旅行的梦想，就像确信每天太阳都要升起；如果你确信自己一定能在绘画、雕塑或者演说、表演等艺术领域中崭露头角，向世人展现卓越的天赋，就像你确信自己能够上下楼梯一样肯定，你当然不会在实现这些梦想时感到任何困难。

我们应该知道：当我们把自己所有的精神和思想力量集中在我们的计划或目标之上，或者集中于某种执著追求上时，我们是在促使某些思想实体的"吸引力"活跃起来，并将它们吸引到自己身边，成为实现自己计划的工具、助手和力量。所有成功都基于此。我们坚信"吸引力的法则"，就像确信肌肉的力量能把小船拉回码头。

而且，这个过程中你不必操心你发出的"信息"是否到达了"目的地"，其实，只要你懂些电力学，你就会知道，电如果用在电线的一端，就能传递信息。思想也是一样，当你的思想受到某种方法的调整和指引时，它就会帮助你实现梦想。

在人们认识到电能的存在以前，电就已经存在了，和现在一样具有无比的威力。可是，自从一切为了人类的"便利"之后，电成了没有什么真正力量的信息传声筒。

人类的思想与电一样，它有巨大的力量，然而它却被白白地浪费了，因为我们不知道如何将这些力量集中起来，并引导它们向着有利于人类的方向发展。

这简直比浪费还糟糕，因为无知和不良的习惯，我们甚至可能将自己的精神力量用在错误的地方，还把自己的错误思想，比如妒忌、傲慢、斤斤计较等一切丑恶的嘴脸施加给别人。

所有这些，其实都是错误而无知地使用了自己的精神力量。这必然会伤害他人，更会伤害我们自己。

如果你总觉得什么事都"不可能"，这是一种危险的习惯，照这样下去，你的心灵就成了一个到处都是门的囚室。无数大门堵住了所有通往监狱之外的道路，而你是这里唯一的囚犯。

对于上帝来说："一切"皆有可能。而上帝在你体内，贯通你的全身。对应该做的事、或者应该有的改变总说"不可能"是一种罪过，这是在否定你身体中那种无限的精神力量，这些力量远远超出了你目前已知的思想能力。

说"不可能"，就是将你自己薄弱而有缺陷的理论，当做宇宙间通行的定律，以这样一种评判标准，试着去丈量无限的宇宙，这是一种无知佞妄的行为。

当你说"不可能"或者"我没有能力"时，你实际上是在否定自我，你的这种想法就是通向"可能"的最大障碍，没有什么能敌过这句话的威力，你看似在前进，实际上只是在原地踏步。

而当你说，"我有可能成为我所期望的样子"，"或许我会成为一位作家、一位演说家、一名演员、一个艺术家……"仅仅一句"可能"，你就解放了自己体内潜藏的艺术天分。可一旦你说"不可能"，这扇大门又很快会被关闭。

"我不能"这句话就是一把坚实的锁，将通向成功的大门紧紧锁上，而"我能行"就是撞开这把锁的助推力。

不过，无论我们获得了怎样的力量，我们都无法按照前人的路去生活。前人的经验确实是对我们有帮助的，但是，既然有适用于所有人群的普遍规律，就一定会有只适合单独个体的特殊原则。你不可依照我的生活原则获得幸福，我也不能照搬你的生活经历，因为我们中的每一个人都是由不同的元素组合而成的。

你必须亲自学会如何寻找你自己的永久幸福。你就像一本书，需要一页一页地翻看，书的内容包括每天、每月、每年。没有人能读懂这本书，除了你自己。没有人能和你的想法完全相同，也没有谁能断定你选择的人生道路是否正确。

你还必须找到真正有利于你的团体及事业，在工作、艺术等各种领域，找到能给你带来最大收益的方法。如果你常和志同道合的朋友们一起讨论做事的方法，将对你有很大帮助。

所以，你要经常和那些比你更有活力、更有精神力量、做事更符合"普遍规律"的人在一起，从他们那里可以得到极大的帮助。通过定期地与那些真诚而怀有同样目标的人会晤，互相交流经验，你就能获得力量、勇气和新的创意，以便更好地开展自己的事业。

但是，假若有人在你面前充当绝对正确的指导者和权威，要求你完全按他们的想法做，你就会偏离自己的轨道。因为这样一来，你实际上是在做"别人的事"，你得到的，当然也是别人想要的结果。要记住：你就是你，你是独一无二的！

每一个人发展到现在，无论他们的生活方式如何、智商如何，无论他们身上有些东西看起来多么不可思议，他们都比原先的他们更加优秀。上帝的愿望，会在每个人身上体现出来。

上帝的愿意会在一个身处底层的醉汉身上看到，在他的指引下，那个醉汉开始从心中渴望走出命运的低谷；也同样会在最大的骗子身上看到，他告诫这个人，真话对人们更有益；上帝的愿望同样在所谓卑鄙和可恶的人身上起作用，比如当耶稣被问到"一个人能够被宽恕几次"时，他暗示人们：对于一个人的缺陷、对一个人因为不成熟而犯的错误，宽恕是永远有效的。

同样，我们的善意、我们希望帮助别人的愿望，也是每时每刻都存在着的，这些想法影响别人时，可能他们正被某些粗俗的欲望纠缠而无法脱身，这时我们可能会失望，我们说："这个人已经完了，不值得再为他做什么了！"一旦我们这么做，就是在营造一种灰心和绝望的气氛，这种气氛会影响那个人，他会感受到这种气氛，于是变得更加自暴自弃。

如果我们按照这样的目标生活，我们的心会变得越来越坚强、越来越明晰。我们对自己会更加宽容，因为我们知道，在我们的心灵从野蛮向高级转变的过程中，我们需要对付各种各样的恶魔，并最终战胜它们。在全部战胜它们之前，我们每一个人都命中注定地存在一些缺陷和不足，而不断战胜缺点，正是心灵的本质作用。对人们来说，唯一不可能的是将这种本质功能从心中剥离。而且，这种本能将引导人们不断向着更有力的自我、更幸福的生活迈进。

解除旧观念的"咒语"

> 人们总是在无意中作茧自缚，结果却在自己的咒语中逐渐腐朽，要想让身体永葆青春，唯一的办法就是在思想上不断进取。

古代人曾把某些神秘的现象称为"咒语"，那么它的秘密到底是什么？真的有某种精神力量，可以让任何人都臣服在它的脚下？

其实，不同的心理状态，会给你带来不同的命运：好运或是厄运，健康或是疾病，财富或是贫穷，而且它无孔不入，可以让你有所觉察或毫不察觉，或者通过别人的思想来影响你，最终对你的命运发挥作用。

这，其实就是过去人们称为"咒语"的东西。在我们的生活中，每天都存在着各种各样的"咒语"，比如，在那些豪华盛大的场面中，蕴藏着"欢乐"的咒语，而在棺材和骷髅周围，则暗含着"忧伤"的恶咒。如果长期生活在一个气氛压抑、相互敌视的家庭中，那么这个环境会让你变得郁郁寡欢。反之，如果这个家庭氛围是相亲相爱、和睦温暖的，那么它会给一个"幸福"的咒语。

假如你不幸患病，只能长时间待在同一间屋子里静养，你肯定对屋子里一成不变的家具和器物感到厌倦。日复一日，不仅你的眼睛厌倦了这一切，你的心也会越来越倦怠，倦怠感会让你觉得灰心丧气，渐渐地，你觉得一切都暗无天日，失望的情绪像潮水一样在你心里蔓延，最终搞垮你的身体。

这种心态其实就是某种"咒语"，而解除咒语最有效的办法就是"换个环境"。也许有些人会认为，"换个环境"是毫无意义的做法。其实，"换个环境"不仅是更换一个新空间，也指思想上的转变。因为，新的想法、新的境界，都是随着环境的改变而改变。这，也就是"打破咒语"。

在眼前触手可及的事物和内心"虚无缥缈"的想象之间，并不存在巨大的鸿沟。换句话说，我们的物质生活和精神生活之间的距离，比我们想象的要近得多。

精神的力量是非常普遍的，有着无穷无尽的表现方式：比如一棵树、一块石头或是一个人，都是精神的一种表现。那些通常我们认为没有"生命"的事物，其实也都是思想的表现形式。从一块石头到一个人，任何东西都在对你发射能量，而这种能量对你是有益或是有害，则取决于你怎么看待他（它）。

让我们随便用一件家具来举个例子吧。这里有一把椅子，或是一个床架。别小看它们，它们不但包含了设计者、制造者们的思想，还渗透着他们的情绪。当有人把它们买到家里，于是，每间房屋里的每件家具，都弥漫着使用者的思想，如果这个房间的居住者长期郁郁寡欢，这些家具和整个房间也被渗透了忧郁、低落的情绪。

如果让一个非常敏感的人，在这样的房间里待上一整天，他一定会感到一种说不出的压抑。除非打起精神以非常积极的态度去和这间屋子"对抗"，否则人一定会被这间屋子的氛围所感染。而假如你的情绪稍有低落，"对抗"的力量下降，这间屋子里那些负面的因子一定会迅速占领你的心灵。

如果一幢房子里曾经居住过忧郁的人，或者曾有人在这里死去，你要是搬进去的话，这对你可能是非常有害的，因为这个房子从里到外都是压抑的思想因子。这不仅仅是那个人病态和痛苦的思想，还掺杂着别人对那个人的同情，这些都残留在屋子里，你在其中生活是非常危险的。

那些所谓的野蛮民族，会烧掉死者生前的所有用具，他们对这种力量远比我们了解得多。他们生活在大自然中，耳濡目染，自然而然地学会了"自然的法则"，就像很多野生动物，会自然地躲避灾祸。

那些生活有明确目标的人，那些整日奔波的人，那些不停地结交新朋友的人，他们拥有更多的活力和能量，他们远比那些过着一成不变的安逸生活的人要朝气蓬勃。反之，那些生活一成不变、死气沉沉的人，只能被绑在办公桌上，像钟摆一样单调无聊。

生活如同一潭死水的人，比那些活跃的人看上去要老得多，因为他们拥有的是一成不变的生活、一成不变的生意、一成不变的交际圈，还有最重要的是一成不变的思想，这一切共同交织成为一张不透风的网，把他们束缚在其中。不仅如此，随着时间的推移，这张网还会渐渐收紧。最后，这张网会把人们牢牢地绑在同一个地方、同一种职业、同一种兴趣爱好上。而这些人也最终会习惯这样一成不变的生活。

这，其实正是人们给自己设下的咒语，这种咒语会令人们的思想陷入僵化。

我们并不只靠面包和肉活着，我们很大程度上是生活在精神的层面上。那些勇于创新的人，那些用自己的力量服务大众的人，他们都会不断扩大自己的交际范围，让自己的思想变得丰富多彩。

可另一些人，却躲在自己给自己造的壳里。他们郁郁寡欢、生活单调不变、思想僵化陈腐。于是，他周围的空气也像他一样死寂和僵化。这样的人喜欢重复地讲同一个故事，实际上，这个故事他已经对自己讲过无数次了。他对于每件事的反应都已经成为定式，整个世界对他而言，就像一件穿破了的旧衣服。

缺少变化的人，自然认定自己的一切都已经盖棺定论，不可能有任何起色，实际上，这样的人是在戴着有色眼镜去看待这个世界，我们周围的这种人为数不少。但我们想一想，如果这副眼镜昏暗不堪，或者已经破碎，这个世界岂不是变得暗无天日了吗？要知道，在英国的某些监狱，就有这样一种刑罚：让犯人在固定的地点、固定的餐桌上吃饭，这会大大折磨犯人的身心。

如果我们说起某人"老得很快"，这就是他的身体状况体现出了他的思想状况，就如同一个苹果体现出整棵苹果树的状态一样。他那僵化的思想，会影响他的胃口，甚至带来疾病。

心灵上的问题会很快体现在身体上，当一个思想逐渐僵化，周围也全是些观念陈旧、毫无创新的人，很快，这个人就会头发变白、弯腰驼背、满脸皱纹、一身是病。我们周围就有不少这样的人，不过四五十岁左右，就像年过花甲的老人。年轻人当中也尽是这样的情形，很多年轻人因为心中缺少活力，在二十多岁时就变得形容枯槁。他们实际上和他们的爷爷奶奶们没什么两样，年纪轻轻却变得心灵枯竭、语言乏味、人云亦云，因为他们的思想观点都是些别人丢弃不用的"二手货"。

这群人里还包括一些自以为是的"文化人"，他们的思想和言论不过是无意义的重复，是权威的传声筒，他们很少有自己的主见。不是因为他们的头脑没有独创的能力，而是他们没有勇气让自己脱离那些习惯的思想。他们使自己的思想逐渐窒息了。最终连一点微弱的灵性之光也被他们扼杀。如果你扼杀自己的思想，你就是在扼杀你的身体，因为你切断了身体的生命之源。

人们总是在无意中作茧自缚，让自己在自己的咒语声中逐渐老朽。

要想让身体永葆青春，唯一的办法就是在思想上不断地进取。新思想会给生命带来新鲜的气息，在生活中，有无数新生的思想等着我们去领受，只要我们能够解放自己的心，去大胆接受它们，就足够了。在上帝那里，不存在所谓的"努力"、"刻苦"，只要你和上帝进行交流和沟通，新生思想就会像阳光和空气一样不断地滋养着你。你的每种思想，其实都是为了接受下一阶段的新思想在打基础。

不过，这些新思想并非来自书本，也不是来源于道听途说，它们必须从你的心里生长出来，对你的生活产生过真切的影响。如果你仅仅是从书本和别人的言论中寻找新思想，那么你的生活就不是真正属于你自己的。这样一来，你等于是紧闭了自己的心灵之门，拒绝那些新鲜血液的涌入。而那些新鲜血液完全是为你一个人准备的，不适合其他的人。

没有什么比长期和那些思想迂腐的人在一起，更加束缚你的心灵了。无论品位、言行举止还是情感方面，他们都是你沉重的镣铐。如果你总是向他们滥施同情心，他们就会源源不断地向你灌输低劣的品位和粗俗的欲望，阻碍你追求更高层、更健康的生活方式。到最后，你会在有意无意之间按照他们的想法去做事，你会变得脾气暴躁、愤世嫉俗，完全不像原来的你，这是因为你所接受的低劣的思想遮挡了你的高贵秉性的发挥。

而内在的思想会表现在身体上，你会变得慵懒无聊，越来越多的疾病缠上你，因为思想的垃圾正在吸干你的生命活力。低级的思想也许会给你一些低劣的能量，可却夺走了你黄金一般的生命活力。

和思想低俗的人厮混在一起，你等于是拿你光芒四射的生命去换来一副没有活力的行尸走肉。反之，清晰活跃、明智果断的思想，才会给接触它的人带来生命的力量，无论是精神上还是肉体上的。

如果你有个朋友总是对你心怀不满，或者总是和你唱反调，最终导致你怒不可遏，对他以牙还牙。这样一个人，他其实就是在你身上施了某种"咒语"，最终会伤害你的身心。

反过来，假如一个人对你彬彬有礼，总是给你带来很多欢乐，和你一起交流你会感到心平气和。我们受到这种好气氛的影响，又以此影响我们身边其他的人。于是，这个"咒语"给你的是有益的影响。

要破除那种"长期与低劣的人厮混"的"恶咒"，办法只有一个，就是与那些不良思想一刀两断。

然而要想立刻就和这些思想断绝关系，也是不可能的。就好比把一根很粗大的树枝从树上砍下，这株树木也会受到严重的伤害。如果你的生活长期以来和低劣的人纠结在一起，而你又想迈向新的生活，那么你一定免不了最初的阵痛。

一旦你发现你正在与粗劣的思想相纠缠，你一定要毫不迟疑地转过身来。不过，意识到问题，实际上仅仅是个开始。这之后，你的新思想会和你的旧思想发生激烈的战争。前者要把你从过去的泥潭中拉出来，而后者在拼命拖你的后腿。

你要耐心，要相信时间可以医治一切创伤。你要全身心投入到新的境界中，让新的力量逐渐改变你的生活。这并非空洞的语言，你要做的，是改变一种你已经习惯多年的思想，改变你对于旧思想的不自觉的屈服，改变那些所谓的"权宜之计"。你要创造出一个积极向上的心态，对自己说："我不会再忍受这些了，也许我身体还会被它们束缚住，但我的心再也不会向坏习惯屈服！"此时，你就拥有了从"旧我"中挣脱蜕变的力量。

在改变的过程中，我们需要抓住机遇。好比一个人乘着小船漂浮在湍急的密西西比河上，却劳而无功地逆流划桨，他应该静静等待以积蓄力量、等待向经过的船只呼救，或是等自己的小船接近陆地时尽全力划向岸边。当你已经开始倾向正确的思想，有时你要做的就是等待机会出现，然后努力抓住它。如果此时你不知道该做什么好，那么就等待吧。当你的急躁情绪渐渐散尽，你就会发现自己真正的目标。

你要时刻向永恒的力量源泉祈祷，它会回应你的祈祷。每个生命的个体，当他诚挚地与至高的智慧心灵沟通、祈求神奇的智慧时，就一定能领悟到让自己摆脱病态思想的方法。这些方法只适合每个个体，所以你不能简单地复制别人的方法，而上帝对于每个人来说都是不一样的。不必照本宣科、模仿他人、生搬硬套书上的知识，因为你的思想力量将超过任何的书本。

一本书或是一个人，都能在你的心中播下新思想的种子。不要害怕孤独，不要为了交际而疲于奔命，这会让你失去自己真正的伙伴——能给你带来新思想的伙伴。

记住，当你在思想上向低俗的交际圈妥协时，你就等于远离了更好的朋友。只有当你拒绝那些低级的思想时，你才能走上真正的自我提升之路。

创新是生命的动力

> 我们不能只是为了填饱肚子而活着，我们天生需要永远的精神食粮。

当一项新发明、一个新发现的灵感闯入发明家的脑子里时，他就会变得快乐起来，一种全新的推动力，会促使他的血液上涌。而作家和诗人在产生一个新灵感后，会达到欣喜若狂的状态。所以我认为，只有少数具有创新思想的作家和诗人，才具有写作的天才，他们将此与后天的努力结合，才获得了最终的成功。

假如我们正处在阴暗、萧条和令人沮丧的环境中，突然有人带来了好消息，那也会让我们突然振奋起来。哪怕只能想象一下愿望的实现，或者病人想象一下疾病的痊愈，处在危险中的人想象一下危险的消除，或者，我们哪怕只是在脑海里编织梦想的图案，都足以使我们全身充满力量。

一次有趣的展览、一部生动的戏剧，都能对人产生巨大的影响。一次对我们心仪的偶像明星的采访、一种追求、一次锻炼或者一门艺术，凡是我们感兴趣的、着迷的东西，都是我们的精神食粮，都能促进身体的成长，当我们完全沉浸于激动的时刻中时，身体本身的饥饿已经被我们抛到九霄云外。

我们不再只是为了填饱肚子而活着，我们天生需要永远新鲜的精神食粮。再受欢迎的戏剧在看过几遍后也会变得索然无味，再悠扬的曲调在听过无数遍之后也会让人觉得腻烦。还有人，甚至会质疑自己过去曾经着迷的东西。

我认为这些厌倦都是暂时的。戏剧、歌剧艺术家会再次带来更多的佳作，以激发人们新的兴趣。艺术家的这种创作既建立在之前作品的基础上，也会有一些创新，例如画家明暗表现手法的创新，帮助我们开阔了视野。

我们确实需要新思想，作为我们不断成长的精神食粮。

每天早晨，我们心灵中那最伟大、最明智的力量，总是准备好赋予我们更多的知识，以帮助我们解决麻烦——无论是来自外部还是我们自身造成的麻烦，难道这样的思想及其所引起的信任没有给思想提供足够的养料、力量和活力吗？

这种伟大的力量确实存在，并且多次向你证明了它的实力。那么，什么时候梦想才能变成一种真实存在呢？当我们确定了新思想是一种健康的催发剂、是更完善的生活所不可缺少的精神食粮，这个时候，我们不禁要问："我们怎样才能变得更善于接受自然中的一切美好和有益的力量呢？"

在我们的宗教信仰中，对人类有益的东西常常是美好的。同时，过一种完全与世隔绝的生活是不可能的，因为总是有很多事等着我们去完成，总是有很多内在的驱动力让我们无法总朝一个方向前进，我们总会面对许多困难，实现美好生活的许多必要条件，看似是我们难以达到的。积少成多，似乎也是自然的一种规律，一个比较简单的例子就是钱的积少成多，而比较高层次的例子就是精神和力量的积少成多。

当一个人脸上挂满笑容说："今晚比上午多挣了100元。"很明显他是一个财富累积者，对他来说这种挣到钱的满足感就是他继续生活下去的动力——但是这种生活不会是持久的，或者不能称其为一种完全健康的生活。

另一个人也许会在晚上这样说："我更懂得如何为人处世了，我变得更加有耐心了，工作了一天，我掌握了更多以前所不知道的知识，这让我感觉很充实。"

如果我们更加清醒地意识到我们不仅能够接受各种各样的思想，还能接纳那些无限制的力量之源，宇宙中的新思想是绝对自由的，这些都是我们需要支取的，而那存储力量和精神的银行绝不会关门。于是，我们的生活就成了一场不停步的创新，我们会不断地积累我们的精神和力量。而旧思想——也就是老调重提的思想，会让我们变得身体虚弱、行动迟缓而且精神不振。

所以，在每天早晨醒来时，我们都应该告诉自己：今天一定会是开心和充实的一天！那么我们这一天都会精神振奋。

每天，我们在生活中遇到的各种事情，都会让我们学会如何让生活保持充实、持久和欢乐。一些伟大的自然规律总是在我们身边的小事中首先发挥巨大的潜力，如在秋天树叶的枯黄和飘零中，在春暖花开的光鲜亮丽中。

如果一个开放和能够接受新思想的心发现了所有的新变化，它的主人将会是多么高兴啊！这些新变化包括过去让人失望的生活条件的不断改善，让人们在面对繁重的工作时更加耐心，勇气不断增强，对于美的理解更加透彻，控制欲望的力量不断增强，驱散不愉快和具有伤害性的思想的能力也得到了增强。

这难道不是鼓舞人心的、让人欢呼雀跃的、给人以生机和活力的思想吗？这样的创新思想在任何方面都不会停下脚步。有这样一种说法："如果目前你过得很顺利，就会有更强的实力和更大的空间，让自己将来的生活变得更加井然有序。你在音乐、绘画、写作、表演、演讲方面所做的努力，一定会获得最大的成功。""你会找到某种让将来过得更加充实的方法。"只有更加美丽和精致的色彩才能够装饰一幅几乎完美的画作。除了面包，这种从不停止改善的意识同样是精神得以成长的食粮，它是生命的"面包"，也被视为我们每天不可缺少的精神食粮。

改变思想，就能改变命运

你的每个想法都是一种真实存在的东西，你的每个想法都构筑了你真实的生活大厦，构筑了你的将来。

尽管我们在心里已经接受了这些真理，但是我们身上某些部分仍在负隅顽抗。当然，这种负隅顽抗的力量，就是我们的"物质的心"或者说"肉体的心"。

没人能够一下子接受生活的新法则和思想的新方法，我们必须一步一步地努力。

世间有种超级力量，一种终极的判决力量，它弥漫在宇宙的每一个角落并掌控着无边无际的宇宙。而你，正是这力量的一部分。作为它的一部分，你自然拥有这种才能：就是通过不断的默祷、祈愿，把这种力量召唤到你身上，满足你无尽的愿望，给你带来无数财富和智慧的能力。

你的每个想法都是一种真实的存在——它是一种力量。

你的每个想法都构筑了你真实的生活大厦，构筑了你的将来——不管是好的还是坏的。

为了你的将来，你要时常问自己这样一些问题，比如：我的思想究竟停留在哪个层次上？黑暗面还是光明面？向恶还是向善呢？这就等于问自己："我将为自己的将来营造一个怎么的结果？我将过上何种生活？"

设想一下，你现在满足于住在一间租来的房间里，坐在一张劣质的桌子旁边，周围都是些粗鄙、庸俗的人。千万别对自己说："我这一辈子就这样了。"你可以想象一下：自己住在更舒适的房间里，有着更精致的家具和更友善的邻居。其实，当你在头脑中浮现这种想法时，你已经在往好的方向前进了。

你首先要做一个在精神上、思想上富足幸福的人，这样你才能逐步改善你的物质生活。是自甘堕落还是奋发图强，都取决于你自己的思想，是你自己的思想决定了你的物质生活。

同样的法则，也可以运用在对待身体的疾病上。想象自己身体健康，就算现在身体有些虚弱，也会渐渐有所起色。

永远不要限定自己未来的可能性。不要说："这只能走到这步了，我命定要居于那些大人物之下。我的身体一定会慢慢虚弱、退化，因为过去的人都是这样死的。"

也不要说："我的天赋和能力都很平凡，我肯定会像大多数普通人一样碌碌而终。"

当你有意无意想到这些，或是按照这些想法去生活时，你实际上已经陷入误区了。你将自己引入了歧途，限制了自己无限的潜力和可能，将自己和真理与美好的前途隔离开来。

你身上有些天资，有些能力，是别人都没有的，也许从来不曾有人拥有，因为世间万物都是无限生命力量的显现。

有时人们希望自己无忧无惧，但是这种思想对你摆脱恐惧没有什么帮助。其实，"无限精神"根本不知何为恐惧，它才是你永恒的财富，你最正确的做法，就是慢慢地靠近"无限精神"。

为此，我们首先要接触那些高尚的良师益友。因为我们会从那些和我们交往最为密切、和我们的心灵最有共鸣的人群中吸取思想，将我们的思想与他们的思想连接起来。可如果他们的思想要比我们的低级，那么这样的连接就对我们有害无利。

如果你坚持和那些品格低下、不思进取的人们厮混，你就已经把自己推向了失败。因为从那些人身上，你会吸取他们的思想，你会开始模仿他们，会渐渐步入和他们类似的情绪中。如果你开始像他们一样思考，那么你很快也会重蹈他们的覆辙，无论你自己身上曾经拥有过多美好的天赋。

你的思想，总是会挑选那些它最为熟悉的东西去吸收。如果你习惯身边都是成功者的思想，你自然也会受它们熏陶。而失败者的思想，却总是在散发无序、紊乱、漫无目标和灰心丧气的元素。一旦靠近它们，你的思想也会像海绵吸水那样吸取这些东西。的确，躲开那些鲁莽、轻率和懒散的伙伴，对于你的前途是大有好处的。

当你的思想摆脱了厄运和奢靡的纠缠，你的躯体自然也会远离它们。你就会上升到一个新的层次中去，那个充满成功的层次。

当你对自己的前途束手无策时，那么就静观其变，不要轻举妄动。在思想上把它抛在一边，你最终的决心仍然没有变。随后你积蓄力量来完成突破，这种力量来自神力。它有可能是一个念头、一个灵感、一件小事、一个机会。当你止步不前时其实你并没有停止，你是在尽自己的努力去抓住上天赐予的机会，或者说是那些机会在等待你，吸引你去发现它们。

一旦我们决定将自己的希望寄托在个人身上，而不是信仰神力，那么我们就偏离了通往成功的航道。

真正的成功包括财富、健康、活力和不断增长、永不会枯竭的潜力和希望。

不要和别人谈论自己的计划和打算，除非你有足够的把握确信他们也是希望你成功的。不要向那些貌似彬彬有礼、道貌岸然的人们谈起你的计划。你吐出的每一个字都在消耗你自己的能量。"不如意事常八九，可与人言无二三"，而正是那一小部分人才是你真正的朋友，他们的倾听会给你增添新的活力，促使你不断进取。

如果你追寻的是正义和公平，那么尤其要注意挑选信任和安全的交谈对象。你的精神会告诉你哪些人是值得信赖的。

当你为自己寻求公平和正义时，其实你也是为全人类讨一个公道。如果你任人宰割、欺诈，而不知保护自己和反抗，你就是在纵容这种邪恶，你就成了他们的同谋。

有些人散布流言飞语，实际上他们散布的这种思想首先伤害的就是他们自己。与其在人背后飞短流长，不如光明正大地赞美一些好人好事，这样反而益处更多。因为你说出的每一个句子无论对他人还是自己，都代表着一种精神力量，这种力量可以用在好的方面，也可以把人引入歧途。

你花十分钟抱怨自己的坏运气，或是抱怨别人总是比你走运，这意味着你花十分钟来破坏自己的健康和运气。忌妒和憎恨的思想就如同回

型飞镖一样，总是会飞回来伤到你。**我们对他人的憎恶，**我们看见他人飞黄腾达时的忌妒，不但带给我们不愉快的心情，而且还毁掉了未来的幸运和快乐。

如果平时习惯陷入这些不良情绪，别指望你能一下子摆脱它们。只有你真正意识到它们给你的生活带来的伤害之后，你才会找到一种新的力量将它们全部清除出你的生活。这是一个长期渐进的过程，别急于求成。

你的私人房间是产生你的精神力量，建构你自我人格的主要场所。假如这个作坊脏乱不堪，这就代表了你的精神状态，你对于自己的空间尚且如此不修边幅，可想而知，你在工作中也一定效率低下、混乱无序。

坏脾气或是失望的情绪都是一种病，而在其背后是一种病态的思想在作祟。病态的思想导致了病态的身体，而大多数的病人都不是躺在病床上，他们就在我们周围。

当你变得焦躁易怒时，请记住：你的思想已经生病了，你需要健康的思想。

有时候你对自己说："我要快快乐乐地去旅行一次"，这时你已经做了一些让自己的旅行变得愉快的准备，这种准备首先是在思想上进行的。然而，假如你在旅行之前，就已经心情恶劣，那么你其实是给自己的旅行设置了一些不愉快的障碍。

我们的思想其实永远预先给我们设置好了目标。

当你沉浸在一种思想很久之后，你就会不知不觉生活在这种思想之中。因为这种思想已经变成了你天性的一部分，你无法摆脱它，或是阻止它给你带来好运。

我们真实的自我是我们无法感知到的。我们的整个身体只是我们思想的一个工具。当我们的思想病态或是不成熟时，身体自然会感到痛苦。我们总是希望将这种痛苦解除。对新思想虔诚的希望就会带来一个全新的自我，一个走向成功的自我。

我们确实在不停地祈祷。一个让自己的思想沉入黑暗面的人，在失败和绝望中无法挣脱的人，他其实就是在祈祷相似的不幸。如果对前途毫无信心，那么你就是在祈祷厄运降临，这种愿望总是会如愿以偿。

你的伙伴不仅仅是你的身体，更加重要的是你的思想情绪，即便你一言不发，它们也会制造出你的帮手或是你的敌人，而且会影响其他的思想来为你两肋插刀或是束手束脚。

你的思想的重要性远远超过你的行动和语言。因为你的思想一刻不停地在影响你自己和周围的人。你所做的一切都是出于你的思想。

当你拥有正确的思想时，它会让你受益匪浅，事半功倍。这不是多愁善感的空想，而是科学。因为你的思想会带给你项目、人脉和机会，就像大气会带给世界甘霖或是干旱。

正确的抉择会让你获得快乐的生活，不过你得靠自己作出这个选择。你不能人云亦云，这绝不是正确的抉择。如果你自己心中没有一个是非对错的标准，那么你永远就只能被他人玩弄于股掌之间。

你的思想也会一直对别人产生影响，无论你的身体是睡是醒，你的精神上的优点和缺点都会对别人发生作用。你真实的存在即好像电流一样，能够穿越空间的阻隔。当你心情愉悦地入睡时，你的思想处在最佳的状态，此时你可以从中发现一些无意识的财富。反之，当你气冲冲地进入梦乡，你的思想也会被怒气和懒惰笼罩，当你醒来之后，那些负面的情绪依然会纠缠着你，把你带入一个恶性循环之中。

《圣经》里有句谚语对健康非常有帮助："不要让你的愤怒笼罩你的生活。"你的情绪会影响你的肌肉、骨骼和血液循环。整日生活在愁云惨雾中的人们，他们的身体状况自然可想而知，而且这种身体状态一旦形成就很难根除。

而匆忙更是个坏习惯，它已经让人们损失了成千上万的财富。当你在晨起穿衣，匆匆忙忙地把自己的脚塞进鞋里，这种火急火燎的感觉会伴随你一整天。我们理应做什么事都有条不紊、不慌不忙。

如今我们都被一些虚假的东西蒙蔽了双眼，我们无意识的情况下就相信了那些东西。这正代表我们的思想出了问题，我们将会不知不觉、浑浑噩噩地这么生活下去，咽下来自错误信念的苦果。

让我们看清自己错误的思想吧。我们看清事物的真相时也不要垂头丧气，那些状况不可能在瞬间得到改变。

所以，每天早晨，请看看镜子中的自己，好好想想：自己是否被家务、写作、购物、交际之类的琐事搞得精疲力竭了，然后花半分钟时间坐下来调理一下自己的情绪："我不会被这些事情搞得心烦意乱，焦头烂额。我会有条有理地一件一件解决它们，让一切变得自然而然，水到渠成。"这样的思想会让你做什么事情都事半功倍。通常一件事顺利完成了，其余的事也会迎刃而解。反之，越是匆忙草率，却越是没有效率。

三
通向健康的捷径

如果我们希望自己变得更加高尚、更加有气度、更加文雅、更能善意待人、更乐于助人，我们这样的想法和愿望，就是一种无形的力量。这种力量实际上就是一种"向上的吸引"。这种积极的思想，是从你所向往的高级精神领域中而来，通过它，你正在吸引那些使你更健康的无形元素。紧接着，这些元素会把你吸引到地球上更伟大、更宽广、更纯净的生活领域中，它会支撑着你，让你站得更挺拔。

寻求身与心的和谐

> 人的思想，完全可以变成吸引健康或是病弱的磁铁。如果你为自己设计了美好的理想，比如做一个强壮、健康和有活力的人，你等于正在给自己制造有利因素，让你更加健康、有力。

不要认为疲劳和虚弱都是因为身体上的病症，这其实是你的思想要求从你的日常习惯中解放出来的呼唤。

比如你的胃出了问题，你的思想就有着不可推卸的责任。对自己说："这种感觉一定是因为我的思想上出了什么问题。"

如果你身体虚弱或是精神紧张，不要把责任推给你的身体。再对自己说一遍："是我的思想给我造成了这种折磨，我应该摆脱这种状况。"药物只能治标而不能治本，真正需要改善的是你的思想。请对自己说："药物不能帮助我，能帮助我的只有我的精神。"

人的思想能够体现在其外表上，使人有一种独特的气质。思想不仅决定了人们看待事物的态度，也决定了人们的言谈举止，甚至决定了人们的身体状态。

人们身上种种衰退现象，比如虚弱与疾病，都源自人们思想中的消极因素。

我们的心灵每天都在着力塑造我们的外表和身体，无论这种塑造是向着好的方向，还是坏的方向。如果你的思想是快乐的，你的脸上就总是充满喜悦。如果大部分时间你都在怨天尤人，心绪低沉，那么你的脸就会失去应有的光彩。这种心情会使你的血液中滋生出毒素，让你消化不良、气色变差。

可是，你看不见自己的心理活动，因而无法及时修正自己的错误思想。这样一来，你就会不断地加剧自己心灵对身体的毒害。不仅如此，你还会从别人身上吸收这一类"思想流"。一旦你的心对失望和易怒的情绪敞开大门，你就不由自主地与周围那些失意的人、坏脾气的人"心息相通"，吸收他们的恶性思想。然后你会运用自己思想的力量，去强化这些恶性的思想流，又去影响别人。

思想决定了我们的身体状态，同时，我们对别人的思想所作出的反应，也会反过来影响别人的思想。比如在拥挤的剧院里，突然有人大叫"着火了！"尽管这可能只是一个错误的警报，但在场的人都会因为条件反射而惊恐万分，身体顿时变得无力。这个小例子，可以作为我们身体问题成因的比喻。

恐惧的思想和心态，会对健康产生极不利的影响，让人迅速地衰老下去。生气、焦虑、愤怒的情绪，会对我们的消化系统造成很大伤害，比如突然的精神打击使人没有食欲。遗憾的是，在今天，给人们带来恐惧等不良心态的因素在日渐增多。

因而我们要明白，消化不良的症结并非食物，而是与我们吃东西时的心情分不开的。如果我们吃饭时心情郁闷，即便我们吃着世界上最有营养的面包，也对我们的健康毫无补益，甚至有害。坏心情会影响我们身体的每个部分，自然包括我们的面色。

假如我们在吃饭时心里很焦虑，总是担心自己是否吃得过多，食物是否健康，我们就会将这种焦虑、担忧和烦恼随着食物一起吃进去，使身体受到毒害。反之，如果我们在进餐时始终保持轻松愉快的心情，我们就会发自内心地愉快起来，并让这种愉快不断放大。

如果一家人在吃饭时人人沉默不语，就会让人感到一种压抑的气氛。比如丈夫边吃边埋头工作，或是只顾看报纸，注意力全用来关注报纸上的新闻，妻子一定会闷闷不乐，那么消化不良的病症就会乘虚而入，以种种形式影响这家人的健康。

心情还会影响我们的"身体语言"：皱眉是心情焦虑的表现，嘴角下垂说明了心中的失落与沉郁。那些板着脸、不愿和别人交谈的人，其实是害怕和别人交流，他们甚至害怕和自己交流。

如果刻意去克服自己身体上的紧张，那么人的肩膀就会不由自主地往前倾斜。如果长期有这种思想习惯，人的身体就会按照这样的模式去发育。然而一个具有自制力的人绝不会让自己处在这种紧张状态中，他总是能保持平静，让自己的思想、精神和能量随时听候调遣。而一个镇定自若的女人，总是时时刻刻都能保持端庄优雅的姿态，因为她的精神能够适当地使用和支配她的身体。这些人，身和心的距离十分近，或者身心是和谐的，在他们那里，愤怒、焦虑还有纠结的思想都会自动离开。

如果我们处于厄运、疾病和恐惧当中，我们会制造一种无形的思想力量，通过宇宙间的"吸引力法则"，招来一种破坏性的力量。所以，通向成功的秘诀与招致失败的原因其实是类似的，就是一个人长着手臂，既可以挽救别人的生命，也可以要了别人的命。

如果你总是想着自己总有一天会衰老，并总是想象着自己衰老后无用的样子，那么总有一天你会变成那样，这都是你自己造成的。相反，如果你总是想着如何过得更健康、更充满活力，并坚持按照自己为达到这一目标所制订的计划去做，拒绝一切导致衰老的不利因素，不去理会所谓"人都是要老的"那种思维定式，这样你就不会变老。

你的思想，完全可以变成吸引健康或是病弱的磁铁。如果你为自己设计了美好的理想，比如做强壮、健康和有活力的人，你等于正在给自己制造有利因素，让自己更加健康、有力。

坚持保有"我很健康"的思想，总是想象自己很健康、各方面机能协调、充满活力，是保持健康和健美的基础。因为，你想得最多的事情，就是你最有可能经历和拥有的。比如，忧郁的人总是说自己没有胃口，吃不下任何东西，他们总这么想，这么说，于是他们越来越没有胃口。

由于我们过分关注自己的病，我们甚至忽略了我们自己。比如当我们身患重感冒时，我们不停地咳嗽，身体上有诸多不适，就会不由自主地希望得到别人的同情。感冒就意味着必须得到别人的同情吗？如果我们理性对待自己的身体，我们就可以首先从思想上抵制那些招致疾病的思想，这种汇聚起来的力量会战胜疾病，就像拿撒勒人驱走了魔王撒旦的入侵。而

感冒还有别的疾病都是身体的撒旦，我们越是关注它们，它们就越肆虐。

如果有一天我们不再年轻，也就是指我们的身体不再年轻，而心灵则不然。我们的思想越是进步，越是能从大自然中获取力量，保持身体的年轻、活力的韧性。你可以使用这种力量，让自己保持年轻漂亮、健康活力，并让自己在别人眼中看起来很可亲。当然，你也可能无意识地误用这种力量，这样你就会变得丑陋、不健康、虚弱、疾病缠身，同时也不再具有吸引力。这两种相反的状态，你必须得占有一种。因为思想的成长完善，与身体从野蛮到进化的生长过程是一样的，你的思想能够不断完善你的身体，使其根据你的个性发展得更加健美、有活力。

假如你的内心总是坚定不移，你走路的步态也一定如此，而当你对别人阐述一件事情时，你会显得言行一致，刚健有力。

可假如你优柔寡断，那么你的姿态、言谈和举止都会表现出一种不确定性，一旦这样维持下去，你的身体就会向着不健康的方向发展，你会总是处在匆忙的状态下，写字也会变得潦草零乱，让人看不清你到底写了什么。反之，如果你内心平和，你才能书写工整，字迹清晰，思想明确。

如果健康的身体是可以交换的，就像别的物质那样，上了岁数的人拿什么交换12岁孩子灵活柔韧的手脚？这样的手脚可以爬树，可以又跑又跳。可惜，这样的手脚无法制造和出售，不然那胖得上下马车都很为难的女士、绅士们就可以购买一副了。很多人到了一定年龄就觉得自己越来越胖，行动缓慢，身体不听使，因此他们认为自己年老体虚，这又是为什么？我认为，这其实是他们向一种思维定式做了妥协，他们认为：这就是生活！自然，每个成年人，不论他的社会角度是什么？比如父亲、选民、国家栋梁，他都不可能像一个小孩子那样欢蹦乱跳，因为思想的定式不让他们这样做。可实际上，当我们越想掩饰身体的衰老和缺陷，就越让它们变得明显。我们越是觉得自己的身体上的不灵便是不可避免的，我们行动就越是不灵便。

自然界中，万事万物都有可能发生，其实在我们人类身上也是一样的，奇迹会出现在那些擅长利用自己的思想的人们身上。

疾病，一个必要的过程

> 疾病，其实正是我们身体中"正邪相战"的结果。我们因为始于童年的错误思想，对疾病产生了不必要的恐惧。我们人为地打乱了这个过程，反而使病情加重……

我们认为，通过一系列精神活动，我们的身体会不断地运作，不断的更新改变，不断完善自己的健康状况。这并不仅仅是所谓的"保持健康"，而是让身体不断完善。

所有的疾病与虚弱，都需要精神的参与来治愈和调节。精神活动的目的，在于重新调整身体内部的"秩序"。首先，要吸收新鲜的养分与能量；其次，要让身体中的垃圾排出体外。

所有的疾病，要想治愈它们，都需我们不断地为自己的精神注入新鲜的力量，根除一切腐朽的东西。这个过程必然伴随着疼痛与不适，身体出现虚弱也在所难免。所以，人们总是意识不到这种精神的努力，反而把它看成是生命受到威胁的信号。人们会恐惧，认为疾病没有任何好转。于是，人们的心中堆积了越来越多的对谬误的信奉，慢慢地，再也没有任何力量可以与自己的衰老、皱纹、虚弱以及最终死亡相抗衡。

身体会根据精神的状态，悄悄地、又不停步地改变自己的构成元素。有些精神状态为身体带来腐朽衰败的元素，把人们引向死亡。而另外一些精神状态，却能够增强身体机能，使人们更加健康长寿，充满活力。思想和信念，总是借助身体将自己外化，所以，坚守"我会一天天衰老并死亡"这个信念的人，无法避免会把腐朽衰败的元素带进身体之内。而那些坚信宇宙中有种超级能量会不断注入每个人身体中的人，总是把握着生的希望。

当我们心灵在进步时，新思想与旧思想、高级的心智与低级的心智，两者必然构成冲突，而身体，则是这场战争的战场，也必然要遭受一些痛苦。

过去的人们，不知道所谓"疾病"，正是人们的心灵无法抛弃旧元素、吸收新养料造成的，他们总是错误地使用自己的力量，去维持旧元素、旧思想，他们根据自己的"习惯"去行事，这只能使疾病越来越重。其实，人的思想会使疾病本身的走向发生改变，或是让他们受益，或是让他们一蹶不振。

如果你坚信：所谓疾病，实际上是那个真正的你以及你的心灵与衰朽事物相抗争的过程，这样你的身体就会帮助你的心灵去完成这个过程。可是，如果你认为疾病仅仅是生理现象，只会带来痛苦，而绝不会对身心有任何好处，那么，你必定会一步步地错上加错，真到最后你的心灵放弃了对你的肉体的支撑，而身体也拒绝心灵对它的拯救，这就是精神与肉体的共同灭亡。

当年，耶稣基督曾对那个被自己治愈的人说："你的信念构成了完整的你。"在我们看来，这句话意味着，那得救的病人有一种内在的力量，这种力量的源泉在于：他坚信自己能够被救活。是他自己的心灵，在他自己的身体上发挥了作用，迅速地治好了他的病。耶稣基督只是让他意识到他有这种力量，而并没有给予他别的什么力量。

也许这还不能说明这种力量的有效性，因为这些例子中，我们找不到一个完全康复的人，很多人后来又重新感到不适，甚至丢了性命。这是为什么？是因为他们被救活时的那种信念并没有一直保留在心中，没多久，他们就把这种信念抛在了脑后，他们的心灵又回到了原来的状态。

对于我们来说，无论有意还是无意，那最有效的祈愿就是："让我的信念不断增强！"

当你对疾病的态度发生转变，并坚信疾病正是心灵摆脱旧日累赘的过程，这些累赘包括你从幼年起不断接受的错误思想。这时，你就逐渐停止了对错误思想的接收，也开始摒弃和挣脱思想中所有错误因素。**许多年前，疾病让你产生对死亡的恐惧，形成一个根深蒂固的记忆，而随着你认**

识的转变，这种记忆被驱走了，与这种记忆相伴随的种种错误观点也被驱走了。

这个错误的记忆，曾是你生命中真切的一部分，尽管它是看不见、摸不着的，它告诉我们死亡和衰老是无法抗拒的，这样的观念与你那不断进步的心智相抗衡，它是必须摒弃的。在摒弃它的过程中，你曾经患过的重感冒、发烧等疾病可能会再次出现，都可能一开始表现为很严重的症状，但慢慢就会趋于缓和，这时你应该马上摆脱旧观念。如果你不愿意改变旧日积习，认为身体的衰败和死亡是必然的，那么在承受疾病痛苦的同时，你又给自己的心中增加了错误思想和谎言的压力。这对身体带来的影响，可能就是身体更加虚弱、衰老，最终导致死亡。

在一个人的生命中，无论什么时候接受真相都不会太晚，而这些真相，无论它们从何时开始对你产生影响，开始你身体的更新过程，也都不会太晚。虽然肉体的生命不是永恒的，但接受了真理的心灵，一定会收到一种珍贵的力量，尽管这种力量是无形的。通过它的帮助，你会拥有一个更为健康、圣洁的体魄。

摒弃错误的思想

治疗疾病的过程，就是抛弃一种根深蒂固的"错误思想"的过程，这是一种关于"每个人都要一步步衰老、虚弱下去"的传统观念。马福德相信，只要人的精神得到开发，永葆青春也许是可能的……

药物与器械治疗的例子，很好地揭示了错误思想是如何被摒弃的。任何一个有技术、有良心的医生，都会为他的病人提供巨大的帮助，而这一切都取决于病人在服用药物时的心态。如果你相信：药物和医生都能对你的精神产生帮助，都能帮你摒弃身体中的衰败元素，给你一个全新的健康体魄，你就给了自己一个前进的机会。

而假如你认为，药物和医生的作用仅仅体现在肉体上，仅仅是维持你的病不再恶化，而且，即使你现在身体保持在最佳状态，可一旦过了三四十岁，你也必然会开始走下坡路。于是，你思想中这些错误观念的堆积速度，将远远快于你摒弃它们的速度，你的身心最终会因无法承受这么多的衰败因子而崩溃。

为什么人到了中年以后，背就直不起来了？脊背越来越弯曲，膝盖越来越脆弱，步子越来越蹒跚，这都是什么造成的？其实，这根源是因为人们只相信尘世中"一切容易老去"的思想，而人的精神是不属于尘世中的。

弯腰与驼背，这不仅代表一个老人的身体，也代表那种使身体变成这副模样的力量。它表明，这个"弯腰驼背"的人，他的心灵在多大的程度上受到"物质的心"的影响。因此，一个不断更新、不断美化、不断增强的身体，意味着这个人的心灵也在不断进步——伴随着种种新观念、新计划、新希望、新目标和新灵感的不断进步。

那些认为只有肉体才是生命存在的人，会放纵自己吃得很多，因为他们的人生信条就是：如果饮食和衣物不充足，身体健康就会受到影响。他们觉得，健康所依赖的完全是物质因素。他们自然还认为，只有身体感官能感觉到的东西才是真实存在的。这样的人，他们只能吸收暂时对身体起作用的力量和元素，比如食物，而这些力量和元素的作用是极为短暂的，很容易消逝的。

在人们的普遍观念中，虚弱、衰败的概念，总是直接地被形象化为一个老年人。他秃顶、脸色苍黯、弯腰驼背，行动时需要别人搀扶，如果没有别人扶着，这位有着丰富人生阅历的人，恐怕就要摔倒在地，摔出毛病了。与之相反的形象则是孩童，不过他也会慢慢成熟，然后变老，成为前者的模样。人们普遍认为：当一个人到了18岁或20岁，他发自心灵的"吐故纳新"的过程就完全结束了，于是他身体上成了一个"成年人"。

如果你相信人们告诉你的这些错误观念，就会使自己的身体更加物质化。你可以看到：如果一群信奉衰老的人聚在一起，他们的身体都渐渐体现出与思想一致的面貌。

而孩子们比成年人更容易接受"精神的引导"，因为他们不了解世俗的观念，更多是凭直觉行事。比如小孩子总是能轻易分辨出好人与坏人，这是他们的父母无法做到的。其实他们思想丰富，他们对生活的感受，要比他们父母所能描述的多得多，只是他们没法通过语言将自己的感受表达出来。孩子的精神是自由的，而当我们长大成人，我们便学会了虚伪。我们的所作所为其实都是为了利用别人，当我们心里感到不悦、失望或愤怒时，我们仍然表面上故作平静，我们变得越来越世故，我们磨钝了、破坏了所有更高层次的精神感受力。于是我们不分是非，无法从心中感受信念的力量，也极少有机会将这种生命中必不可少的力量吸引到自己身上。而没有这种力量的支撑，我们身体的活力将渐渐消退。这就是所谓的衰老。

当我们的胃拒绝有害食物而呕吐时，其实是精神促使身体器官作出相应的反应，将不适合的食物排出体外。因为，这种食物中并没有我们的精神能够吸取的元素，也不存在对精神有帮助的力量。其实，当你的精神力量不断增强，你的身体对有害物质的敏感性也就增强了，不论这些有害物质是可见的，还是潜在的。精神对于那些已经逼近或者已经出现的不良现象更加警觉，并且能够迅速将不良现象清除。

精神有这样的天赋，就是在邪恶靠近你时立刻向你发出警告，告诉你什么是安全的和有利的，它会摆脱和拒绝所有邪恶的思想——这些思想每天都会在你无意识的状态下悄悄进入你的大脑，比那些看得见的有害物质更有杀伤力，它们会使你的思想中毒。这种时候，你一定要依赖你那精神的心，把自己交给它。

而信念的力量，甚至能通过物质为精神提供帮助，因而在精神的更新过程中发挥很大的作用。这些帮助包括对食物的选择，包括对你加入的团体的选择，以及风俗习惯的改变等。但是，精神必须引导和促进这些物质方面的助力，来向着正确的方向发展。你精神的力量越来越强大时，你就会按照它的指引行事。不宜健康的食物，你坚决不吃，身体能轻松地抵抗食物的诱惑。而对那些不利于你的团体组织，你就不再依依不舍，很快与它们分清界线。而应该改变的习惯，你会果断而干脆的改正它。

你为自己制定了严格自律的规章制度，你希望它们能够使你的精神发生变化，相关的物质就会顺应这些规章制度，并由此改变着你的精神、或者说你的那个"更高级的自我"。你充满信念地去做好每一件事，坚决杜绝不良因素的入侵，于是，你心中的物质欲望会很快消失。这时，我们身体的永葆青春就成为可能。

在我们精神的自我更新过程中，随着我们的信念不断增强，我们逐渐意识到：身体逐渐强健的过程，就是精神更加完善的过程，我们应该更多地帮助身边那些还没有意识到这一点的人。因为，他们的肉体与精神越是契合，就越能看清健康的实质。

换言之，我们要摒弃我们"物质的心"中存在的一些因子，这些因子会让我们变得更加"肉体化"，这会不利于我们的健康。肯定有一种精神食粮和精神生活是适合我们的，在我们不断更新自己的过程中，我们的身体会变得更加灵动，我们的身心也会更加合一。

健康，就是做完善的人

> 宇宙间一切"善"的事物都相互吸引，比如善良、美
> 好、健康与力量……想做个健康的人，首先要做个人格上完
> 善的人。

如果懂得去敬佩别人，在人性最深处发现善，就能够让我们无视邪
恶，并赐予我们无穷的力量、强健的身体和不断发展的自我，因为有了爱
就有了力量。

与善相互吸引，这是来自天堂的"吸引力法则"；而与恶相互排斥，
这是属于尘世的"排斥力法则"。**要知道，哪里有灵性，哪里就更容易吸
引灵性。**

通过灵性，我们能从丑恶中发现善和美，并为我们自身带来利益。
这就好比从最粗糙的岩层中发现宝石，从最低劣的细菌中培养有益的微生
物。在这个过程中，力量逐渐地汇聚到最粗糙的岩层和最低劣的细菌之
上，使它们得以升华。

如果一个人对别人的恶行和错误抱着不宽恕的态度，他就会变成精
神上的刺猬，每根刺都可能随时伤害别人。如果我们只看到别人身上的缺
陷，我们就会感到强大的"排斥力"，这种力量会一直存在，直到我们的
注意力转移到别的东西上面。我们的思想因此受到束缚，某个人一出现我
们就会憎恨，以至于看不到他的优点。

于是，我们自身所有的邪恶都被召唤出来了，我们的思想中一切不和
谐的因素在激烈冲撞，在这种情绪左右下，尽管平时我们可能很强壮，但
现在我们却成了最虚弱的。

好在并非只有邪恶是富有感染力的，灵性同样富有感染力。但人们太

害怕邪恶了，他们以为只有邪恶会传染，而忘记了灵性也是如此。这种对邪恶的恐惧，甚至使人们开始袒护邪恶，认为邪恶是生存的必要手段，而善只是那些懦弱的"可怜虫"们的天性。所以，获得善的过程是如此痛苦和艰辛。人们忘了一个人的善良也是让人着迷的。

全世界的人马上会明白，所谓健康对人也有这样的吸引力。如果没有积极和纯净的心，人不可能得到一个健康而充满活力的状态。纯净的心灵，使人的血液变得澄清；而昏乱的心灵，比如充满失意、抱怨、绝望、吹毛求疵、烦躁、诋毁他人等情绪的心灵，会导致身体容易染上疾病。

没有心灵的力量，即使你对身体投入最细致的照顾，也不会让身体保持健康。你可以精心化妆，让自己看上去容光焕发；你可以将所有的注意力都放在保持身材上。但这是外表上的，你的内心实际上已经十分焦灼，你的身体也不会健康。

随着思想的不断净化，对身体的护理便是件非常容易的事。我们会根据自己肠胃的自然需求来调节的我们的饮食，健康的味觉是十分敏感的，它能够在我们感到不舒服之前向大脑发出信号，告诉我们不要再放纵自己了。积极的思想，也让我们的身体获得新生，获得一次全面的革新。因为，受到灵性所引导的肉体，是由更高级的元素所构成的。精神对肉体的引导，使我们对于疾病有极强的免疫力，灵性的力量，增强了我们的实力，让我们的行动有了更大的施展空间，让我们在尘世生活即将结束时，会毫无痛苦的死亡——当然这只是肉体的死亡，而意味着又一个新的精神生活的开始。

力量和活力，是精神的一种元素。你对它们祈愿、召唤地越多，你的愿望就能越快得到实现，这是保持健康与增加活力的秘密所在，甚至也是实现其他梦想的秘密所在。当我们感到体力不支时，我们更要不断地祈愿力量，通过吸引力，让力量回到我们体内。原本感觉身心疲惫的人，一旦进入迎接某种力量的状态下，你的心灵就会立刻吸引力量注入你的体内。

假如你早晨起来，感到不适、疲倦，你要尽量让自己别去关注身体上的不舒服，不断告诉自己要打起精神、充满活力、积极向上地迎接新的一天。这种心理暗示会逐渐给你构成一个思想的雏形，让你将自己确定在充满力量的象征物上面，比如一往无前的海浪、五光十色的晨光。如果曾经有散文和诗歌中气势磅礴的图像吸引了你，那你就重新想象这些愉悦的景象吧，或者朗诵，或者在心里默念描写这些景象的句子。因为这样做，你才能坚持你的理想，坚定你的决心，并获得无穷的力量。

只要你召唤力量，你就会拥有力量，只要你想要健康，你就能获得健康。可假若你总是想着自己身体很虚弱，想着自己永远不可能痊愈，总是十分悲观，没有勇气和信心，认为自己的前途一片灰暗，那么，一定会在无形之中对自己的身体造成莫大的伤害。

悲观会招致更多的悲观，陈腐会吸引更多的陈腐。正如许多疾病缠身的人会不停地抱怨，难道这样发牢骚，真的是他们对自己身体的关心吗？实际上，他们只是希望更多的人去关注、同情他们的病，而不是希望人们关心、帮助他们自身。就算他们的牢骚话博得了朋友们的同情，但他们自己的痛苦并没有减少，反而有所增加。其实，如果病人和他们的亲友都忘掉疾病，把思想转移到希望病人早日恢复身体健康的方面上来，情况就会发生改变。越是将思想集中于健康，病人越是能得到更多的力量，他们的病也就能越快康复。

但我们要清楚，并不是说只要我们一开始这么做，病人就会立刻康复。一个人如果长期无意识地将思想集中在身体的不适上，他的身体已经习惯了"病"的运作方式，他无法很快将身体的运作方式纠正过来，也不可能将自己的思想很快转移到"吸引力量和健康"这方面上来。长期带着悲观情绪的人，已经习惯了按照悲观的方式思考问题。

不过，只要我们坚持不断地尝试用自己的心灵去吸引健康和力量，越来越多的力量就能为我们所用。当然，这个过程中付出努力是必须的，甚至也许需要很长一段时间，但你所付出的每一分努力，都意味着你力量的增长。

不要过分地要求，你的身体的每一个部分都能恢复到十分健康的状态，所有的身体机能都能得到提高。

你的身体有自己的特殊属性，它作为整体是由很多器官组成的，从某种意义上说，这是一种独特的组合。每一个器官都希望获得所谓的"爱"，希望获得那种充满活力、令人高兴的力量，并希望将这种影响传递出去。所以，当你用绷带包扎自己的伤口时，你要愉快地、温柔地去对待你的伤口，快乐的元素不仅会使你的动作更细心，也会渗入伤口中，使伤口尽快地愈合，它就如同止痛剂，也为你的身体注入了力量。而反之，如果你烦透了自己的伤口，烦透了一次次包扎换药，冷冰冰地对待伤口，带着极厌烦的情绪在包扎，就等于在自己的伤口上撒盐。所以说，爱是一剂良方，而恨却是一种毒药。

同样的原则适用于眼疾、聋耳以及其他有残疾的器官，如果你有这方面的缺陷，如果你有时想到自己的缺陷，请按照吸引力的精神指引，时时鼓励自己恢复健康。不要小看这些简单的暗示，你应努力去尝试。如果你因眼疾、耳聋或者其他身体的毛病而烦闷气馁，你就是在冲着这些器官发火，这样会拖延它们康复。

总而言之，如果你希望自己过上更好的生活，你就要将自己的心变成一块磁石，这块磁石能够吸引力量，能吸引来更加新鲜的、良好的元素，帮你的身体恢复健康。所以，请让你的身体时刻沉浸在愉悦当中吧！

到目前为止，还没有哪位科学家能够很好地解释这种吸引力法则——因为这种吸引力是向上的，使你与一切美好的事物相吸引。相反，科学所能解释的吸引力、也就是物质世界的吸引力却是向下的，比如地心引力。**向上，这就是梦想的吸引力法则。**

如果我们希望自己变得更加高尚、气度更加文雅、更能善意待人、更乐于助人，我们这样的想法和愿望，就是一种无形的力量。这种力量实际上就是一种"向上的吸引"。这种积极的思想，是从你所向往的高级精神领域中而来，通过它，你正在吸引那些使你更健康的无形元素。紧接着，这些元素会把你吸引到地球上更伟大、更宽广、更纯净的生活领域中，它会支撑着你，让你站得更挺拔。

比如，"做个正直的人"就是这样一种暗示，它使你的身体和心灵都变得正直昂扬，不仅如此，这种暗示还让你身体的各个部分都正常运转。相反，在不纯净、不成熟的心灵中，我们会找到不明智的和自私自利的想法。有些人只想满足自己的欲望，从不考虑他人的感觉，于是产生阴暗、灰心、沮丧、自我贬损的情绪，这些想法，都体现着物质世界向下的吸引力。

当你受到这种"地心吸力"吸引，换句话说，受到物质欲望的吸引，渐渐地，你的脊梁会越来越弯曲，你总是低着头、耷拉着脑袋，你的眼神也越来越没有自信。你会沉浸在悲伤、担忧、气愤等不成熟的思想情绪中，你因为有形物质和邪恶思想的打击而变得虚弱不堪，你身体的每个器官也都会开始衰退。

的确，人类真心希望自己生活得更好，拥有更多的力量，变得更加文雅，这些梦想能够给人们带来更好的力量。这就是精神对人类的影响，但是，我们的动机必须发自真实而热情的内心。如果你只是为自己活着，你就不可能得到更多的力量，而是仅能得到一定程度的力量。如果你只是为了自己，也许你确实能够得到想要的大房子、健康的身体、财产、名誉等。但要知道，基于自私目的的需要，最终只会给你带来痛苦、疾病和失望。

物质和精神之间存在一种明确的关系，每一个人形体的构造、面部的表情、手势、各种习惯和怪癖（比如手指总是弯曲着）还有身体的健康程度都是他们精神生活的真实写照，或者可以说反映了他们的精神状态。

过去，我们的思想一直受到有形物质的控制，有一种愚昧的观念认为：除了我们那粗糙感官所能感知到的物质之外，世界上就没有其他事物存在了。于是，对那些真正属于我们的东西，我们却视而不见。就好比一个口渴的人，他身边明明有一股清泉，可他总是发现不了这股清泉，并最终渴死了。而人类对精神世界的视而不见，其实正是这样。

随着人类对吸引力法则的践行，将来人类的生命会更加完善，远离身体上的病苦。因为，所有的痛苦和死亡，都是违背生命自然准则的结果。而死亡并不可怕，生命的终结意味着另一个新的身体的诞生与成长，在必要的时候，精神会抛弃自己的躯壳，就像飞蛾和蝴蝶的破茧而出。

当你越来越离不开梦想的吸引力法则，你就越来越有战胜体内所以邪恶的决心，你会变得更加挺拔，两眼更加明亮有神。当你的精神上升到了某种高度，你的脸庞就像盛开的鲜花一样健康，你的血液中注入了更多新鲜和优良的元素，四肢也变得更加有力、柔韧、有弹性。

你似乎找到了生活的万能秘方，但其实里面什么秘密都没有，只有最真实的精神，以及精神能够创造的无限潜能。

四

净化我们的人际关系

那即将到来的"和平王国"，必须建立在宽容不同意见的基础上，人们化敌为友，和平共处。于是，人们发掘出他们美好的天性，消除了所有流言和猜忌，人们找到了和平、健康、快乐的法则。

不要把血缘变成枷锁

很多家庭成员之间，比如父母与子女之间长期以来互相伤害，而他们做一切"坏事"的理由是血缘。我们该怎么做，才能避免亲情变成枷锁？

对每个人来说，只有和那些有着相同思想氛围的人在一起，他们才能过上健康而舒适的生活。

比如，强迫一个体力劳动者和一群艺术家、哲学家生活在一起，完全改变他过去的生活习惯，身边也没有一个人在思想上与他相近，他每天看到的都不是自己的"同类"，这样一来，他的精神肯定会非常压抑，健康也必然受到损害。同样，让一个思想丰富的人与一群思想简单的人为伍，对他也是莫大的伤害。

人们都要去寻找那些在品味、兴趣和思维方式上能和自己达成默契的人，并和他们建立起亲密的精神关系，不过，他们未必是自己的兄弟姐妹，也未必是其他具有血缘关系的亲戚。

所谓的"血缘关系"，其实在精神关系中起到的作用很小。也许，你的家庭成员与你志同道合，但同样也有可能，他们的思想、品味和兴趣与你相去甚远。假如他们不是你的亲戚，当你看到他们性格中与你完全不同的方面，那么你可能完全不喜欢他们。你之所以与他们有联系，只不过因为他们是家庭里的一员。

孩子们从小就会与兴趣相投的同伴一起玩耍，在共同的思想氛围成长，并感受快乐。如果试着把他们和这些玩伴分开，他们一定会很委靡不振，甚至这种委靡不振的情绪会持续到成年。

也就是说，曾经作为一个孩子的你，会生活在童年的精神关系之中，你从中吸收童趣的滋养，并与你的玩伴一同分享这种幸福。

也许很多成年人觉得，已经无法唤醒童年或青年时期，那种伙伴之间情投意合的感觉和氛围。这是因为，随着年龄的增长，他的精神世界需要另外一种或者更高级的食粮和氛围。

那些能够为你提供精神食粮的人，就是你在精神上与之建立了亲切关系的人。而你要用同质的思想去回报他们，这种关系才能得以维系。

许多商人、技师以及从事其他职业的人，他们的精神伙伴往往是从事相似职业的人。他们和这些志同道合者共处，更有一种"家"的感觉。而那个血缘关系的"家"，只是一个吃饭、睡觉、打发疲倦周末的地方。他们盼望周一的到来，他们更喜欢在售货亭和商店的生活。因为在那里有他们的精神关系，一种"物以类聚、人以群分"的思想氛围激励着他们，引导着他们，而他们也用自己的努力去支持这种思想氛围。

而"血缘关系"与思想是否契合并无关系。也就是说，不管你和家庭成员是否情味相投，你都得接受他们。实际上，家庭中许多"无意识"的专制，都是通过血缘关系来完成的。

比如，已成年的子女们，会凭着自己的身份，来控制年老的父母。他们平时挂在嘴边的话常常是："母亲老了，不能再穿颜色鲜艳的衣服，她得穿暗色的。""母亲当然不喜欢我们年轻人的生活方式，所以她可以留在家里带孩子。""该是父亲退休的时候了。""父亲再婚的想法实在太荒唐了。"

在某些人眼里，"母亲"只是一个制造了他们的身体的工具，他们忘了母亲是一个有独立思想、有自己兴趣的人。他们把母亲放在一个他们"最方便找到"的位置，以备随时使用。他们的观念是："母亲当然会变老，而老人必须远离新鲜刺激的生活方式，退回家庭的某一个角落，与其他年迈体衰的亲戚做伴，在家人突患疾病或发生意外事故时，充当高级护理师。"

在儿女们这种思想控制下，许多母亲丧失了一个人应有的独立自主权，不得不按照子女们的想法去生活。

而母亲们有时也会说："我不在乎任何回报，只要我的孩子能够长大成人、学业有成就足够了。"

其实，**聪明的母亲绝不会陷入"为孩子谋福利而牺牲自己的一切"这**

种深渊之中，这样做的结果，必然是使孩子的成长受到阻碍。聪明的母亲会源源不断地将钦佩、尊重和爱心灌输到孩子的头脑中。事实上，只有那些深谙处世之道，有一定的社会地位并不断提高自己的母亲们，才能做到这一点。

然而，许多母亲却选择退缩到家庭的一角，成为家庭的管理者和高级护理师。她们完全忽略了穿着打扮和自己的形象，她们告诉孩子们：自己可以任由他们支配，帮助他们处理所有的家庭事务。这样的母亲，是无法让孩子产生钦佩和尊重之感的。正是这个原因，许多母亲在她们的孩子长大成人后，就会遭到孩子们的忽视、怠慢和歧视。

每位母亲都需要明白的是：如果你任由别人压制自己的思想；如果你放弃了自己的兴趣和个性，成为别人的影子；如果你仅仅作为一个母亲而活着，你将渐渐地失去自主权。你将陷入一种绝望的、被奴役的状态，失去独立的思想，总是跟随着别人的想法。你会变得越来越陈腐，在做事情时越来越多缺少身体上和心灵上的力量。你会成为一个令人厌烦的累赘，看上去一副老态龙钟的样子，变成一个无助的老太太，招人厌烦，绝不会讨人喜爱。

如果母亲按照自己错误的幻想，投入毕生精力去为孩子谋利，那么她们得到的回报将很可怕。

许多实例表明，很多孩子长大成人后，他们正是通过上述的办法，从思想上控制自己的父母。思想的力量是无形的，它不断地对自己父母起作用，导致父母生理和心理上日益衰弱。而这时，无论是孩子还是父母自己，都把自己的衰老归咎于"岁月不饶人"。

其实，父母迅速衰老的一个很重要的因素，是儿女的思想对他们造成了损害性的影响，他们试图争夺控制权，在思想上战胜自己的父母。

他们在做这些"坏事"的时候，却是无意识的。比如，当儿子想管理父亲的农场，他就会一步一步地积蓄力量。一开始，他取得的只是父亲准许的部分权力。接着，他还可能在其他兄弟姐妹的帮助下，共同运用他们的无形力量，继续一步一步地占领农场里大大小小的所有东西。如果一个人持续不断地要面对这种众人联合起来的力量，那么他无论如何是无法承受的。它是一种持续的、稳定的压力，并指向同一个方向，而且，它还不分昼夜地起作用。父亲不断地面对这种力量，却完全没有意识到这种力量的存在，没有意识到儿女们试图对他进行控制。所以，这种力量所起的作用就更加大了。父亲感到自己渐渐衰老，变得迟钝。他失去了年轻时的充沛精力，并且以为这是年老所致。

我认识一个七十多岁的人，他看上去和四十多岁的人一样，拥有健康的体魄和积极向上、充满活力的思想。他组建并经营着一家大公司，可他的几个孩子却认为："该是父亲退休的时候了。"孩子们虽然没有明言，可实际上他们的目的是希望父亲从生意场上退出。于是，这位孤独的老人向一位朋友吐露衷肠："我为什么一定要退休呢？我在工作中生活，我喜欢工作，而且据我看来，我完全可以胜任公司的管理工作。"

然而，儿女们共同的主张，已经形成一种强大的压力，老人再也无法承受，于是他退休了。这下，他的儿女们满意了。从此，这位父亲的身体健康每况愈下。十多年之后他去世了，临终时，他遗言中的一句就是："我的孩子们杀了我。"

也许有人会问："难道我不应该爱自己的孩子胜于爱其他人吗？"可你要知道，"应该"这个词，本身与"爱"的性质不相适应。爱，是发自内心的，你无法强迫自己去爱任何事物或任何人。

有些父母并不真心爱自己的子女，有些子女也不真心爱自己的父母，没有任何一方因此而受到谴责。他们只是缺乏爱的能力，这是因为他们生下来就缺少关爱。他们不会因此而受到责备，正如你不会责备一个先天失明或者跛足的人。

有些父母自以为他们爱孩子，而实际上并非如此。一个对儿子大发雷霆甚至大打出手的父亲，并非真心爱自己的儿子，倒不如说他喜欢打儿子，或者虐待儿子。诚然，作为父亲对家庭进行管理是必要的，然而以爱的名义，冠冕堂皇地粗暴地对待儿女，这是很难容忍的。

有时候，父母还会干涉孩子的未来生活，反对子女在职业上作出的选择。他们可能对某些职业存有偏见，所以不希望自己的子女去从事。他们的反对是不轻易妥协的，而且是以爱为借口的，让子女感到很痛苦。他们在这件事情上没有任何讨论、分析、推理和协商的余地，只有一个冰冷的"不"。这种情绪和行为，并不是源于父母对子女的爱心，而是他们自己的主观意见和对虐待的热衷。

有时，父母会忘记孩子已经不再是弱小的婴儿，他们已渐渐长大，成为一个越来越独立的个体。他们可能会表现出自己在某些方面的品味、偏好和兴趣，不仅别人，就连他们的父母，也难以打破或改变他们的品味和偏好。没有人能够改变这个孩子的内心，因为他的内心是一种真正属于他自己的思想或精神，已经随着身体的发育而从幼稚走向成熟。他拥有一个全新的身体，并获得了对这个身体的控制权，开始像个成年人一样说话做事，其风格可能与父母极为相似，也可能完全不同。

但是无论如何，父母在与子女打交道时，一定要记住：**你是在与一个独立的人打交道！**他已经渐渐形成了自己的品位、爱好和性格，他的品位、爱好和性格一定存在于他的内心或精神之中，不管在外部是否被允许表现出来。

如果一个男孩非常渴望出海航行，却被父母禁止，那么他的心肯定不在家里，而是飞到了大海上。所以，当一个人心里生出某种渴望，那么他的身体也应该跟随思想而行，因为身心分离只会产生害处。如果母亲因为担心而不同意这个男孩出海航行，其实，她爱的不是自己的儿子，而是她自己的主观见解。

有时父母对孩子完全实行专制，不仅在身体上，而且在精神上对孩子实行专制。他们对孩子的品味、兴趣、爱好毫不重视。如果孩子想做一个航海家，而父母希望他从事其他的职业——父母认为他一定能取得成功的职业，那么，他会成功吗？

这个问题，还是让那些已经长埋地下的平庸之辈们来回答吧。他们的一生，就是机械地做着自己毫无兴趣的事。

此外，如果一个人被迫去做一件事情，或者过着某种生活，而他的内心却渴望过另一种生活，那么在很多情况下会有一种力量将他的身体和思想分开。如果孩子因此而失去生命，他的父母也许会伤心欲绝，可实际上，父母对他的死是负有责任的。

义务？还是爱心？

> 父母不可能按照自己的意愿"打造"孩子，妻子也不可能按照自己的意愿"改变"丈夫，任何人都不可能按自己的想法"塑造"另一个人。如果你想帮助别人，你只能通过不断提升自己的精神境界去影响他，去唤醒他内在的精神力量。

那么，父母对孩子的管束，或者说，对一个"被身体包裹着的精神"的控制应该持续多长时间呢？其实，当他从一个无助的婴儿成长为具有一定自控能力、有能力满足自己的物质需求的人时，这种管束就应该停止了。

此外，父母如果继续为已经长大的子女提供衣食住行和其他生活所需，这对子女来说是极大的不公平，甚至是残酷的。这么做等于阻止孩子们在社会实践中锻炼出谋生的能力，降低他们的谋生和自理能力。

很多时候，正是因为父母不合理地履行所谓"责任"，才会对孩子的兴趣爱好横加指责，对孩子施加不必要的精神压力。

当子女沾染上酗酒或其他恶习，犯下一些罪行，母亲往往责怪自己没有好好管教自己的孩子。她把孩子的犯罪归咎于自己忽视了对孩子的严加管教。

夫人，你太自责了！要知道你并没有教唆孩子去"学坏"，你错就错在没有塑造好他们的性格！

孩子的性格特征，包括他性格、人格中的缺陷，在他今后的人生中将占据非常重要的位置，并且会在他的行为中表现出来。如果他过去偷过东西，今后也会表现出小偷小摸的倾向。如果他曾经性格粗暴、狂野，那么现在的他会表现出这方面的倾向。身为父母的你，如果你的精神已经进入一个更高的思想境界，那你就一定要努力去削弱和扭转这些不良倾向。

然而，你在这方面作出的努力，只能通过你的"高级思想"或者"无形力量"完成，这种"无形力量"的潜移默化，将对孩子的思想产生作用。反之，如果你放弃这种力量，再苦口婆心的劝导、再严厉的体罚或其他惩罚，都无法改变你的孩子。

一个人的思想无论带有什么缺陷，都会显现出来，并且被付诸实践，招致某种痛苦或惩罚。直到他看清自己，明白自己犯下的错误，以及错误所带来的痛苦和惩罚。然而，只有当这个人已不受父母的约束，拥有完全的自由，按照自己的意愿生活时，他才能学会这一课。

你可以暂时控制孩子们的生活，使他们表面上按照你的意愿来做事。但如果他们的思想塞满了低级趣味，那么这种表面上的生活，只不过是一层薄纸。这些低级趣味越是早露出苗头，他们越早受到惩罚，也就越早地学会这个真正的规律，越早享受到遵循这个规律的快乐。因为，如果违反了这个不可更改的规律，它将带来痛苦和惩罚，这个规律是任何一个人都必须遵循的。

父母很可能为孩子塑造一种不良的性格，他们的思想和行为会影响孩子，有时，他们是在间接地教导孩子如何假装善良，是他们导致自己的孩子成为伪君子。

没有一个人可以真正被另一个人改造。改造必须从内心开始，必须由本人去完成，不可能完全依靠另一个人的帮助和感化。就算这个人看起来有所变化，也只不过是一时的改变。当外部的帮助和感化停止时，改造就宣告失败了。我们常常听到这样的言论："某某人的妻子是他（即丈夫）的塑造者。"顺便说一句，为什么我们从未听说某个男人是他妻子的塑造者呢？

一个男人可能受到妻子的管理而不再酗酒，或在妻子的影响下、或是妻子精神力量的鼓励下，打起精神面对外面的世界。但如果他完全依赖自己的妻子，没有妻子的帮助和鼓励就无法自控，那么他的这种改变是不会持久的，而且他会变成妻子的沉重负担。

当一个人不得不把自己的力量分给两个人，就变成了一笔单方面的交易。就像那一对夫妇，长此下去，妻子终将背负沉重的负担。如果丈夫从妻子那里接受这些力量，对她如此依赖，那么他不会表现出自己真实的性格缺陷。他的性格缺陷，暂时被妻子的性格所掩盖，或者只能表现出一小部分。如果妻子去世了，或者离开了他，他就又会故态复萌，变成那个真实的他。除非他下定决心自立自强，形成自己的力量，而非依赖别人的帮助。如果妻子继续为他提供支持力量，她只能暂时维持他的精神需求，当这种供应无法继续维持，或者在长期的压力下，她感到力不从心时，他必然故态复萌。

从最高的意义而言，没有任何人能够"塑造"另一个人。一个具有高级思想的人，如果强烈地想帮助一个弱者，那么他只要在一个封闭的空间里，与弱者建立长期的联系，就能将自己的生命力和能量暂时输送给弱者。

父母经常无意识地"教导"孩子依赖自己，尽管他们口头上告诉孩子要自强自立。他们导致孩子们长时间地依赖父母的精神支持。这种错误行为，其结果可能是：一旦父母不堪重负，孩子们就不会对自己父母心存任何真正的爱。这样长大的孩子，可能对父母的衰老和虚弱产生怜悯，但不会真正爱他们。因为**爱是以钦佩为基础的，而钦佩是不会被衰老压倒的**。

有一种天性，可以在很多动物身上发现。比如，当小鸟具备了飞行的力量，母鸟就把它们赶出鸟窝。许多动物让刚断奶的孩子四处漂泊，自寻生路，这是大自然的法则。

我们可能会说：这是畜生的传统习惯，因而是非常"野蛮的"。然而，让小鸟待在鸟窝里，待在这个无法增强它们的力量的地方（家，已经无法增强它们的力量了），难道就是一种仁慈吗？如果几个星期之后一场暴风雨或者严寒的冬天来临，连小鸟的父母也自顾不暇，又该怎么办呢？

无论是鸟类、其他动物或者人类的父母，在把孩子带到世界并抚养长大之后，都需要一段时间的休息和恢复。这段休息和恢复的假期，应该与组织器官的复杂程度及其消耗的能量成正比。在这段假期中，孩子们不应该向父母提出任何要求。鸟类和其他动物的父母，出于天性或野外生活的需要，必须享受这段假期。

然而，成千上万的人类母亲们，却从来都是一味满足孩子的需要，直到自己筋疲力尽、命丧黄泉。她们也应该得到自由，就像她们在童年和少女时代一样无忧无虑。母爱，是一个人走向成熟和提高品性所必需的，但任何人都不应该永远依赖母爱。

更完美的生活境界，应该有多种多样的选择，而不是一条固定的轨道。一旦你陷入这条轨道，那么你将永远沿着这条轨道而行，过着一成不变的生活。

如果一个孩子到了所谓的"责任年龄"仍然依赖自己的母亲，如果他总是寻求母亲的建议、帮助、同情和协助，如果母亲允许自己成为家庭的支柱，那么她仍然在重复着单方面的交易，为别人提供过多的力量却得不到任何回报。当她的孩子长大成人，具备足够的谋生能力后，等待着她的新生活等于零，她和自己的孩子一起，把自己变为一个软弱、愚蠢的"老女人"。

也许有些人会说："如果按照你的做法，那么大街上将到处都是被父母赶出家门的孩子，他们没有能力自谋生路。"我的意思不是人类要按照鸟类和野兽的示范去做，否则这就是一种极大的不公平。没有任何一种传统习俗会在毫无干扰的情况下突然改变，即使这种传统习俗实际上是错误的。然而，大自然的规律是值得我们学习的，比如橡树放逐已经成熟的果实，鸟类或野兽放飞已经长大的孩子。无论橡树果，还是鸟类或者野兽，一旦被放逐或断奶，就不会回到父母那里，而是自寻生路。

如今，大街上到处都是已经成年的孩子，他们非常缺乏自理能力，难道不是这样吗？成千上万个缺乏谋生能力的孩子离开了父母，他们不得不做着长时间的苦力活，领着微薄的工资，无法满足自己的衣食住行所需，难道不是这样吗？这种长期的苦力活，使他们精疲力竭甚至英年早逝，难道不是这样吗？许多父母不允许自己的女儿走向社会，寻找成功的机会，使她们渐渐成为一个"无用的老女人"，难道不是这样吗？这些孩子都变成赖在窝里的小鸟，他们的翅膀没有接受任何飞行训练，最终失去所有飞翔的能量。尽管他们会长大成人，但是他们只受过一种训练，那就是张开嘴巴，接住父母塞入嘴巴里的食物。

不仅如此，"血缘关系"还为相互索求提供了依据。人们会本能地认为，亲戚理应为自己帮忙。在许多情况下，向亲戚求助的行动，并非求助，而成了来自潜意识的一种索取。仅仅因为他们是亲戚，这种索取的道路就被铺平了。赠与钱财，正是出于亲戚的同情心。当你在别人那里得不到食物、住所和生活费用时，你就转而向亲人索要。人们出远门时往往"暂时安顿"在亲戚的家里，仅仅因为他们是亲戚，当你为了节省住旅馆的钱而住在亲戚家时，这位亲戚可能勉为其难、满腹牢骚，却不好意思说出口。

种种这些，可谓都是作为亲戚有义务赠给你的种种"礼物"，但礼物真能给接受礼物的人带来快乐吗？其实，要想礼物给人带来真正或持久的好处，必须有一个前提，就是送礼的人是出自真心，并把礼物的赠送当做一种纯粹的愉悦。

因为，伴随着礼物送出去的"思想"，比礼物本身更重要。它无论好坏，都对接受礼物的人产生一种强烈的影响。

如果你在自己的能力范围内，拿出一点儿钱来帮助一个需要帮助的人，和钱一同拿出来的，是你对那个人诚心的帮助，你自己也能从中获得最大的快乐。这时，你就把一种思想元素和财物一起投到那个人身上，这种思想元素将永远伴随他，永远帮助他，并将加倍地提升你思想的境界和能量。

这样一来，你所做的远远不只是缓解他们物质方面的急需，你还给他们带来了精神的力量。你真心希望他们不再过着乞丐的生活，而能享受人世间的美好。你在他们的精神世界里撒下一粒种子，它将生根发芽，并且有朝一日结出硕果。

但如果你是不情愿地勉强提供施舍，或者你仅仅因为环境的逼迫而捐出粮食、住所、衣物、钱财等，或害怕别人在背后议论你没有同情心，或因为别人都在捐献，那么无论你施舍给谁——包括父母、兄弟、姐妹或儿女，你的给予都是非常渺小的。

你可能缓解了别人在物质上的急需，但其作用只是暂时的。如果你的捐赠并不是自动自发或真心实意，那么，你只能给他们提供衣食住行方面的帮助，却无法恰当地为他们提供精神食粮。

假如和你的捐赠品一同送出去的是"勉为其难"的想法，你的礼物不会让接受者产生愉快，不管你和他们的关系多么亲密，他们只能忍受而非享受你的馈赠。

你勉强送礼主要是出于传统习俗和公共舆论的要求，或者接受礼物者的强行索要。这样做的结果，无论对送礼者还是接受者，都产生巨大的损害。礼物被送出的同时，也送去了一种不快或是邪恶的思想。它使得接受者产生一种相同性质的思想作为回应，这也是非常有害的。因为如果你收到一件礼物，却感觉到送礼者内心的一种不可言说的为难，那么你的感受不是温暖和感激，而是十分不开心。

耶稣赞美那位把自己微薄的积蓄全部投入捐款箱中的寡妇，不仅因为她慷慨解囊，还看到了她尽力帮助别人的愿望，这个愿望伴随着那微薄的钱财，比任何一位捐出巨额财产但同时投入了低下动机的富人，都更加真心和诚恳。他同时看到了这位寡妇的思想所起的作用，远远超过了物质上的施舍，因为她的思想是纯洁的，未掺杂任何低级的动机，因而力量更为强大。

有些人会问道："如果父母或亲戚因为年迈体衰而变得无依无靠，为他们提供衣食、住所和其他生活所需难道不是我的义务吗？"

"履行责任"一词，并不意味着为别人提供帮助是出于爱心，有时人们是机械地去做，根本不愿意做，甚至是带有强迫性的痛苦表演。自然，做这些"好事"不会给受助人带来任何好处，因为受助人的物质需求暂时解决了，但精神需求却得不到满足。

我们年迈的父母和亲戚，最需要的是精神上的"粮食"。如果孩子出于"责任感"而赡养他们年迈的父母，那么父母往往受到精神上的伤害，他们会觉得自己是一个累赘，因为孩子的馈赠里没有包含真正的爱。

有些人所受到的教育是以惧怕公共舆论为基础的，他们特别注意自己的公众形象。这迫使他们出于所谓的"责任感"而做好事。如果公共舆论突然改变，不去指责那些拒绝帮助贫困亲人的人、那些拒绝抚养年迈父母的人，那么按照这些人的天性，他们可能把自己的父母赶到破房子里居住，而不再假装孝顺。

对于子女也是同样。然而，这种帮助也可能不是发自内心，而是被这种不可言说的想法所逼迫——"我必须这样做，因为这是我兄弟，或儿子，或其他亲人向我求助"。

那些进入父母的世界却不受他们欢迎，或者仅仅因为传统习俗和公共舆论而被抚养长大的孩子是最不幸的，而且他们的精神会遭受枯萎和饥渴的痛苦折磨。真正的爱心是生命力的给予，它将成为孩子乐观、健康、力量和活力的源泉。

自虐并非"无私"

马福德所说的"爱自己"又是什么意思呢？也许他告诉我们：大爱，就是一种平等广博的爱心，无论对自己还是对他人。只有这样，才能给自己和别人都带来幸福。那种故作出来的自我牺牲，其实是在培养恨。

耶稣说过："爱人如己"，可很多人忘记了"如己"两个字，他们以为作出一副自我折磨的样子，才是爱别人。

如果我们心中没有最好的爱，我们怎么能将爱给予他人？如果我们讨厌自己，对上帝赐予我们的种种灵性不屑一顾，不知感恩，那么我们也会将这种思想传递给我们最重视的人，让他们也变得自轻自贱。很多母亲都会犯这样的错误，她们会说："我不在乎我自己，我只希望我的儿女能得到幸福，我把我全部生命都给了他们。"

这等于说："我满足于我渐渐年老色衰，满足于辛苦度日，这样我的孩子们才能受到更好的教育，将来找到好工作。我这辈子已经完了，我不可能再有什么起色了，我的用处就是给我的儿女们当铺路石，为他们洗衣烧饭。"

这样，她的孩子们自然会感受到她自轻自贱的思想，他们会吸收这种思想，被它同化，然后身体力行。三十年后，他们会对自己的子女们说同样的话。他们会告诉自己的子女：我正是含辛茹苦地把一切给了你们，才使我自己变成一个老废物。

长辈的性格会传给下一代，父母的思想很容易就会被子女所吸取。所以，我们应该不断进取，这样不仅对自己有好处，而且对他人也有好处，特别是对我们的下一代有好处。像上面说的那位母亲，那种对自己都不公正的人，怎么指望她对别人公正呢？

我们要知道，如果他人需要我们，这就构成了我们对他人的价值。我们给他人增添的快乐越多，我们的精神境界就越高。**没人能带着负苦的情绪，去给他人带来快乐。没人能在一种自我折磨、自我堕落的状态下，去为他人工作。更没人能在粗陋的精神状态下，发挥自己的最高水平。**

是我们的心，在阻碍更高的爱和公正，我们太在意别人的看法。我们时常会想："别人会怎么说？别人会怎么看我？我现在得到的是否是我应得的？"这导致我们精神上的自虐，我们把"爱人如己"错误地理解成了要虐待自己、成全别人。就好像当整个军队的士兵吃不饱时，将军也会不再爱护自己的身体。可如果将军把他个人的口粮让给一位士兵，他仅仅能救一位士兵，而饥饿会使他身体虚弱，影响他的决断力，其结果可能是整个军队的人全部送命。

实际上，如果我们总是勉为其难地去迁就别人，我们永远都不会真正和别人和睦相处。我们努力得越多，他们就会越得寸进尺。当你的生命处在别人的阴影下时，你已经走进了歧途。

很多人其实不爱他们自己，也许他们饱食终日，也许他们沉迷于声色犬马的享乐中。有些人在家里邋邋遢遢，出门却衣着光鲜，他们其实只是在意别人的看法，而非善待自己。

而真正的爱，将给予人们生生不息的活力，给予人们真正享受人生的能力。一个沉浸在自己的事业或是艺术中、并以此为乐的人，才是真正爱自己的人，对他们来说，真正的漂亮衣服是心灵上的，自然而然地会让别人感受到。有这种气质的人，无论穿何种衣服，都会体现出过人的风采。

吝啬鬼也是一个不爱自己的例子，他们爱的其实是自己的钱。他们节衣缩食，与一切奢侈消费隔绝，只为多攒几个钱，他们的爱都在他们的钱包里，留给自己的当然已经所剩无几。

要知道，爱是一种元素，正如空气和水。不过，在不同的人身上，爱的性质是不一样的。就像金子中也常常被掺进一些杂质。最高层次和最纯洁的爱，是与"无限精神"融为一体的，会从"无限精神"中不断吸取智慧。具有这种爱心的人会使自己身边的人获益，他们会利用自己的智慧，将爱播撒给四周的人，并且唤醒他们自身更高层次的爱。

有些人会引证他们的宗教教义，说人的身体和天性都是堕落的，是人"通向神性的障碍"，他们说，肉体最终都会变成"蛆虫的食物"、地下的泥土。持这种观点的人，认为身体的欲望是需要克制的，人要经历严酷的苦修，还有身体上的饥饿、疼痛等考验，才能摆脱魔鬼的诱惑。更有甚者，在他们眼里，年轻、美丽、强壮、活泼等都被看做是罪恶，或者是一种容易导致邪恶的条件。

当一个人在这种思想的指导下，刻意折磨自己的身体，吃不饱，穿不暖，住在不堪的环境中，他就会越来越厌恶、憎恨自己的身体。他对别人和自己的憎恨，都是一种心灵的慢性毒药，因为一个心存仇恨的人永远无缘健康，他的身体在这些"罪孽"的影响下无法净化自身，发挥正面作用。

宗教其实是把身体当成了替罪羊，将各种罪恶归结为"肉体"，最终这些信徒们不得不忍受身体上的疼痛和疾病的折磨，他们的身体会渐渐衰朽，死亡的折磨一直伴随着他们。就像人们说的，"只有果实落下来你才知道它们的味道"。这样的信仰，最终会被证明是错误的。

身体虽然比精神更加原始和低级，但它和人的精神并不是对抗的，它可以在"无限精神"的指导下，与人的精神完美地共处。这正是我们需要拥有的一种爱，没有对自己身体的珍重，就没有对"无限精神"的爱。

我并不是说，你"应该"更多地去爱护自己的身体，或是"应该"改变你现有的做法及想法。"应该"这个词，是用在和自己有关联的事物上面。比如，我们不可能去对一个盲人说："你应该用眼睛看！"或者要求别人："你不应该有这样的性格。"无论我们现在具有怎样的性格或是信仰，都应该光明正大的将它们表现出来。但我们不能一成不变，抱着旧思想不放。我们需要不断自省，不断进取，获取新的思想、新的真理、新的信仰，让我们得以纠正自己身上的缺点。这是一个永远没有终点的过程，它教导你不断前进，不断完善自己。

珍视我们的身体，就如同珍视一切造物主的作品。一个人好好地修饰自己并不是虚荣的表现，无论在无人的森林中，还是在拥挤的城市里，都应该认真修饰自己，不修边幅、放浪形骸才是对自己的不尊重。上帝给予人类身体上的美感，人们就应该好好珍惜这份礼物，好好地去修饰和爱护它。我们珍惜并发展自己的天赋，难道是件无聊的事吗？上帝按照他自己的形象创造了人类，这个形象就应该被爱护，而不是憎恨和厌恶。

过去，人们总是受自己父母、亲朋的思想所左右，认为必须为了他人自我否定、自我牺牲，才能上天堂。可是，如果你的父母兄弟陷身罪恶之中，他们固执己见，反对你为自己选择的道路，你已无法和他们和谐共处，如果这时你还迁就他们，你就会生活在谎言之中，你把谎言种在自己的身体里，你的身体将无法舒适。

如果别人没有你那种独具的慧眼、清晰的思维，而且一意孤行，你不必每次都费力不讨好地想改变他们，你不必为他们的无知负责，也不必强迫他们信仰你所拥护的真理。如果你硬要扭转他们的思想，其实对他们并没有好处。也许你能用强硬的态度使他们屈服，表示接受你的想法，也许他们暂时得到了你所给予的力量，但这只是暂时的，当你的影响力消失时，他们就会退回到原来的状态。你消耗了这么多的力量，又换来了什么有价值的结果呢？他们应该依赖他们自己的力量，而不是依赖你。

我们的给予，应该能真正帮助他人。比如，父母给孩子们大把大把的美元，是一种鲁莽的行为。给孩子们硬币，其实对他们的成长更有好处。还有些时候，在迫切想做善事的心态驱使下，很多一掷千金的人选错了帮助的对象，他们会对别人大加施舍，而不加辨别。当意识到那些人的得寸进尺时，他们又不可能要回他们的施舍。

善待自己，只有这样，才是对其他人更有益的做法，上帝赐给我们的一切都是"完美的礼物"，包括我们的身体，而我们所拥有的"完美的礼物"也将造福于他人。每个人的"完美礼物"都应该包括完美的健康和远离疾病的困扰。这样的健康会发散开来，影响别人，给别人带来力量。凭借我们的爱心，我们的思想的力量，我们会懂得如何真正的关爱自己，这样我们的心理和生理都会不断地完善。

忘掉他人的错误

> 一切对别人的痛恨与仇视，都将成为射到自己身上的利箭。学会忘记你的敌人，其实就等于自我保护。战胜自己心中的恨，就战胜了所有的敌人。

有时候我们会反反复复地想一件事情，不由自主地重复着自己的想法，比如对我们自己的计划不停地掂量，考虑到底该做什么、不该做什么。

这无疑是一种脑力的浪费，我们其实在反复思考同一件事情。而我们不该把自己的脑力浪费在简单的复制上。

如果我们总是朝着一个方向去思维，如果我们不能暂时忘掉它，如果我们不能独辟蹊径，如果我们只是目光短浅而不能放眼全局，那么我们大概就成为偏执狂和"一根筋"了。

"一根筋"只在意自己的意见，常常会把自己的意见强加到别人的头上，而且这么做都是无意识的。他从不会放弃自己的管窥之见，而且想凌驾于所有人之上。

"一根筋"缺少了遗忘的力量，所以不能吸取别人有益的意见。他坐井观天，故步自封，其实他的意见并不比他人的高明。别人会觉得他很封闭，对他的意见不敢苟同，和他相处时也会心存罅隙。

很多时候，你给人的第一印象，就决定了你是受人欢迎还是无人问津。你的思想会在你周围蔓延，造成他人支持或是反对你。同样，无论远近，你也会受别人的思想影响。因而当我们在别人面前固执己见时，实际我们是在使自己变得令人讨厌。

"一根筋"经常成为烈士，或是自以为自己是个烈士。他们全然是顽固不化的，其实没有这个必要。顽固不化，就是缺乏对新生事物的判断力和宽容。

仔细分析一下那些所谓"烈士"们，你就会发现，他们的思想中，有种攻击和反对的力量。与他们相比，那些具有伟大才能的人们，都具有听取他人意见的能量，都有容人之量。"烈士"们则不然，即使他们吸取了别人的思想，他们也会认为那是自己的。

很多"好人"无意之中用武力来宣扬他们认为对的道理，厌恶之剑让他们自说自话，相互不认同。偏见之剑让人们互不宽容，相互攻击。每种不宽容他人的思想都是一把剑，而且别人也会用剑还击你。这种思想之剑会让你自食其果。

那即将到来的"和平王国"，必须建立在宽容不同意见的基础上，人们化敌为友，和平共处，于是，人们发掘出他们美好的天性，消除了所有流言和猜忌，人们找到了和平、健康、快乐的法则。

请微笑地接纳那些可恨的人们吧！用你的友善去化解他们的罪恶，因为可恨之人必有其可怜之处。即使他们是背信弃义的奸诈之徒，他们尤其需要你的怜悯和帮助，因为他们的罪恶思想已经折磨他们够多了。

当一个人侮辱你、待你不公时，你总是会厌恶他。这些思想日复一日地缠着你。最终你厌烦了这些思想，但是却不能甩掉它。这些思想使你焦躁忧虑，寝食难安，可你却难以逃脱。这些思想影响了你的精神，最终也会腐蚀你的身体。

这些后果，都是因为你把自己拴在了对他人的敌意上面。两个人互相仇视，互相投射着敌对的力量，最终两败俱伤。这样的斗争气氛弥漫在整个空气中。

学会忘记你的敌人，学会和他们化敌为友，其实就等于自我保护。友善的思想最终会取代那些恶毒的思想。耶稣教导人要学会宽恕，这是建立在一条自然法则上的。友善的思想会带来更强大的力量，会消弭恶毒的思想带来的创伤。

当你对一个人的记忆只有愤怒和焦虑时，祈求忘记吧。祈求是一种引导你如愿以偿的精神力量。祈求是一种通过你的思想情绪，唤醒你内心潜力的方法。通过这种方法培养的思想力量是无穷的。这种力量可以让我们免于忧伤的侵扰、免于财产的损失、免于和朋友翻脸，以及生活中的不快场面。

这种力量会让我们甩掉负担和疲倦，让我们的生活生机盎然。而缺乏这种力量的生活始终无法逃脱疲劳和焦虑的困扰。当你杞人忧天时，你的身体也会随之衰弱，你的能量会渐渐流逝。但是你可以不断地努力，挖掘出自己的力量来抵抗这些思想的侵袭。这种力量也就是你通向成功的必经之路。

祈求这种力量吧，这种力量会不断地增长直到最后你无所畏惧。一个无所畏惧的人才能创造奇迹。

没有人拥有过全部这种力量，这不代表没有人可以做到。这个世界上每天都有新事发生。几十年前，那个认为人们在纽约和费城之间应该相互通话的人被认为是个神经病。现在，电话已经成了我们生活中的一部分。我们的思想力量让电话变成现实。现在我们必须通过培养和使用这种力量，让我们的梦想逐渐成真。

通过我们的不断祈求，我们终将获得一种强大的力量，这不暴力的力量，将给世界带来和平。

远离毒害你的思想

为什么大人物常常"离群索居"？马福德给我们做了这样的解释：因为一切成功的人都有一种天赋，能避免有害思想对他们的污染。一味地亲近人群，有时并非好事；适度的孤独，也许才更利于你心灵的成长。

你的思想和精神会持续散发出自己的能量，同时也会接受一些同样的能量，就像一块电池有时在放电、有时在充电一样。当你利用这些力量去从事比如写作、交流或是锻炼之类有意义的事情时，你就是积极的。反之，如果你没有利用好自己的力量，你就是消极的。

而当你处在消极状态时，你就会很容易受到外界的影响，这种影响对你来说，可能是福，也可能是祸，这都是无法预测的。

如果你思想积极，则来自外界所有的负面力量都只是暂时的。经过漫长生命的洗礼，你的精神会向永恒无限的快乐前进。

而消极的思想就像毒药，甚至比毒药的危害更厉害，因为它毒害了你的思想。如果你意志消沉，那么你身边人们的负面情绪也会影响你，比如忌妒、恐惧、失望和玩世不恭，你就像服毒一样，一点点吸取这些情绪和想法，并不断毒害自己。这就好像你呼吸进了剧毒的毒气，虽然非常危险，可自己毫无察觉，不明白自己因何受苦，还总是归结为其他原因。

请牢记：你自己是什么样的思想和情绪，就会被什么样的思想情绪吸引和影响。你处在消极状态下时，就如同一块海绵，拼命吸收周围消极的东西，这些东西会对你的身心产生很大的影响。

在劳动或是工作的时间内，比如谈生意、散步、写作或是做家务，甚至是从事艺术活动的时间内，你是处在积极的状态下的。不过，此时你正在对外释放力量。或者说，正在抽干你自己，这使你非常疲劳，这种时候，你也容易受到负面思想的影响。比如你忽然前往一个挤满顾客的商店，或是满是病人的医院，一个吵闹不堪的会议室，甚至要和一些浑身是刺、桀骜不驯的人讲话。因为能量释放的过多，你处在消极状态下。于是你成了一块海绵，从拥挤的商店内吸取焦躁，从满是病人的医院内吸取病态，不知不觉之中，你就中了别人身上的毒。

更不要说你本身正赶上精神状态不佳，或是躯体虚弱不堪，却身处或疲惫、或狂热、或激动的人群中。这时你没有力量释放，于是你吸取人群的思想，把他们负面的情绪力量变成了你自己的。一旦你吸取了他们的思想，你就会渐渐像他们一样思考，做他们所做的事情。尽管你以前充满希望，但是这下会变得意志消沉。你以前的雄心壮志，也会逐渐变得遥不可及。你会害怕你以前的梦想，会变得优柔寡断，但却会莽撞地选取你根本不需要的东西，或是作出一些你以前根本不会考虑的鲁莽举动。长此以往，你会每天满身疲惫地回家，身心都无比困倦。

这些情况说明了，你遇到的人，还有你在遇见这些人时自身的心理状态，也许会对你今后生活的成败产生巨大的影响。别人的情绪，也许就能够改变你的理想蓝图，引导你走上成功或失败之路。

所以，如果你一定要做个群居动物，或是和一些劣等的思想接触，那么请保证接触时你的身心都处在最佳状态，一旦感觉疲劳，就马上离开。

当你身心强健时，负面消极的思想和情绪都近不了你的身。然而当你的力量有所减弱时，那些消极的力量就有机可乘了，它们不仅会危害你的心理状态，还会逐渐侵袭你的身体。

积极的人永远是主导者和推动力，是世界上的成功者。不过，总是马不停蹄地奋斗，也并不见得是件好事，因为这样会让你没有时间做思想的补益，所以我们必须留出时间给自己的思想充电。总是狂热工作的人，他们永远接受不了新的点子，他们也不会冷静地聆听那些听起来有些"疯狂"的主意，他们拒绝任何自认为"不合理"的东西。这样的思维方式，最终会使他们思想枯竭。

从另一个方面来说，那些总是意志消沉的人、总是无条件接受他人意见的人、从来不清楚自己真正内心的人、人云亦云的人，当他们想要有所作为时，却被冷嘲热讽吓退，如果将他们的心比作蓄水池，那就早已被垃圾和淤泥塞满了，连储水的管道也已经堵塞。他们想释放自己的能量却无能为力，最终他们一事无成。

有一条铁律就是：当你面对这个世界时，你必须变得积极起来，就像一个拳击手站在他的对手面前时一样。不过，当你完成了自己的工作时，你也要变得具有包容性，变得不那么强势，你得学会在你永久的对手面前张弛有度。

为什么耶稣时常远离人群？因为不断地施放自己的神力，比如治愈病人或是传道授业，还有向人群展示神迹等，这些时候他是处在积极的状态，不断释放自己的力量。当他感到自己变得消极时，他就会离开人群，以免吸收那些低层次的思想。一旦他吸收了那些负面低级的思想，他本身的力量就会被那些思想所稀释，这样一来就会被那些人所同化，开始模仿他们的思维方式，感受到他们的心情。

这种情况好比一个满腹牢骚的人来向你抱怨，你很同情他，为他感到遗憾，你很想助他一臂之力，所以当他离开之后，你的思维还停留在他的身上。这样一来，你的力量就被同情和焦虑耗尽了，他的负面思想毒害了你。你原本有力量做些对他、对你都更有帮助的事情，可现在你变得和他一样消极。

举个例子，一个演说家绝对不会在他演讲之前的一个小时内，为了帮一个运煤工人搬煤上楼而搞得自己精疲力竭，因为如果他这么做了，他的力量、智慧和灵感都会被这项劳动榨干。其实，他本该运用他的智慧和力量，想出各种方法，真正有效地帮助这位工人。

你必须变得积极起来，克制自己对于他人泛滥的同情心，这样你才能集中力量做些真正能帮助他人的事。无论是在政坛上还是在职场中，生命力最旺盛、影响力最大的人，应该和大众保持一定的距离。因为如果他们和大众打成一片，那么就免不了"吸进"各种有害的思想，他们的力量就会被浪费在这上面。有几位英年早逝的美国政治家：格兰特、莫顿、威尔逊、亨德里克、斯坦顿。他们毫无保留地把自己奉献给了大众，消耗了自己太多的精力，这是他们早逝的一个重要原因。

像杰·古德这样的大金融家们，就一直远离证券交易所的喧嚣和人群。他们离群索居，难以接近，通过各种机构遥控自己的生意。通过这样的方法，他们躲开了那些混乱的思想。他们洁身自好，冷眼旁观，对世界金融的态势洞若观火。

成功者往往生来就具有这样的本能，而不需要后天的练习和规范约束。他们取得成功的一些方法，往往是他们在无意之间采用的，他们无意之间就能够约束和控制自己的思维。

如果你现在正和一些狐朋狗友厮混，那么你一定已经受到了影响，连耶稣都不能保证随时处在积极状态，又何况你？当你疲劳时，你就会逐渐接受他们的不良思想，这些思想会在你身上起作用，会引导你无意识地做些事，一些你以前不屑一顾、或者不敢想象的事。

当你受他人的消极影响而变得焦虑不堪或是狐疑不定时，你能够凭借自己的自信、勇气、决心和能力走出困境吗？

那些影响你的人，无论他们和你关系如何亲密，都有可能用自己的思想毒害你。无论他们是你的父母、兄弟姐妹、妻子或是好友，如果他们的心理水平处于你之下，那么你的身心都非常可能受到他们的伤害。正是因为如此，圣徒保罗忠告人们，不要"和地位、身份不般配的人结婚"。他明白，来自两个世界的人长期生活在一起，其中一个人必然受到伤害，即便这个人拥有世界上最高尚、最宽广、最美好的心灵，也会因为吸收了低级的思想而变得不那么完美。

只要你对那些紧张、激动、急躁、困乏或忧心忡忡的人们抱有同情，即便你距离他们几百里远，你的心灵也会因此遭到损伤，进而打扰你的心神，影响你的身体。

唯一的方法就是遏制这些泛滥的情绪，将它们赶出你的头脑和心灵，将你的心智集中在其他的一些东西上。每当你这样做时，你就是把自己的力量集中到一个确定的方向上，这个方向会将你带向成功，因为此时你已经学会了转移自己的力量，将这股力量用来为自己服务。而那些低级的思想只能给你带来疾病、筋疲力尽和才思枯竭。

把握交际的最佳限度

> 远离恶友，这并不是自私自利，而是一种正确、有效地
> 帮助他们的办法。

合适的交际，是一条到达成功、健康和快乐之路的最佳途径。这里的交际不是指身体上的接近。你的心灵与那些和你意气相投的人最接近，即便他们和你身体上相距甚远。

如果你和某人交往甚密，吸收了很多负面的思想，即便你和他一刀两断，也不能立刻摆脱他对你的思想灌输，你和他保持距离也没有什么帮助。因为在心灵的世界里，地理距离的作用甚微。一个对你影响很深的人，他的思想会时时刻刻对你产生作用，对你释放一些消极的影响。如果你想摆脱这一切，那你就要学会遗忘。

这是一个长期的过程。但只有遗忘才能切断我们和他之间无形的联系，逃脱那些消极的思想。

听起来这很冷酷？不过对于两个思想上紧紧绑在一起而又互相伤害的人来说，这也许是最好的办法。两个人在这种关系下会不断受到伤害。其中那个具有较高水平思想的人受到的伤害更多也更快。很多本该事业有成的人，就是因为这个原因，从高处摔了下来。

这种情况还会给人带来病痛，使人精力匮乏，变得肥胖笨拙。你吸收的负面思想，会渐渐将其自身物质化，会让你的机体感受到这种负面的影响，它们会以各种形态让你感觉到，比如病痛，比如多余的脂肪，比如四肢肿胀或者其他一些方式。这些并不是你的身体退化了，而是你吸收的负面思想所导致的后果，是一位"损友"给你身体造成的影响，年复一年，你最终不堪重负，这就是你"死亡"的时刻。但其实，你并不是真正寿终

正寝，而是被巨大的负荷给压垮的。

甚至一本你十分感兴趣，引发你同情心的书，当你在消极状态下阅读，也会给你造成心理和生理上的负担，带来一些身心上的折磨。这样的书容纳了一些历史上曾经有过的思想，会将你带入古往今来人们那些病态的心灵之中，一段时间后，这些思想也会变成你的一部分。有些心灵敏感的人，在阅读小说或是悲剧故事时，常常会受到这样的伤害。

如果一个被困牢狱、饱受折磨的角色对你产生了强烈的吸引力，你对这些情节感到如痴如醉，你也会有种身临其境的感觉。你日复一日地阅读这些，越来越欲罢不能，你的精力和悟性都会大打折扣，就像你从来没有想过自己那么容易感冒，有一天却发现自己精力不济、头疼脑热一样，那些消极负面的思想很容易在不知不觉之中对你产生影响。这些都是不健康的书，它们用一些戏剧性的病痛和死亡，放纵人们的软弱情感，给数以千计的人们带来了身心的创伤。

进食，是一种"接受"的状态，此时你在集中物质能量滋养你的机体。如果你在一种平静、愉快的情绪下吃饭，你也会吸收进一种相似的思想。可如果你一边吃饭一边抱怨个不停，或是叫喊发脾气，或是心不在焉地吃饭，那么，本该用来进行消化的能量被你消耗在争辩和抱怨上了。这等于身体应该休息时，你却强行让它工作。

如果在进餐时，有人对你举止傲慢或是行为无礼，你不得不克制自己，这种情况对你总是弊大于利，因为隐忍意味着将精力集中在控制思维上。换句话说，就是将生气的念头从头脑中驱走。而晚餐本该是一天情绪的高潮，本该品尝美味佳肴，和众人说些愉悦、友好的话题。于是每个人都会获得非常愉悦的精神力量，吸取别人快乐的情绪。

如果你是在阴暗的地下室，或是街头拥挤肮脏的小餐馆吃饭，乃至一个气氛压抑充满怨言的家庭中用餐，那你可就惨了！你不得不将自己的精力用在忍受这一切上，因而你的消化系统减弱了，你还塞满了一肚子的怨气，这比吸进有毒的空气还要糟糕，它们会让你神经衰弱，焦躁易怒，难以自控。

当你一个人寂寞难耐时，你就会自动吸引和你气质相同的思想环绕在你的周围。也正是因为这个原因，在孤独的时刻，你的思想如果比周围的人更加清晰明快，你会让周围的世界面貌一新。

也许你认为这是无稽之谈、荒唐言论，你不敢在他人面前提起一星半点；也许你就会继续盲目从众，默默地吸收他人的思想，让他们渐渐同化你，最终你的理想世界消失无踪。你和邻居们亲切地交谈，用和他们一样的语调、思维和情感去生活。你和他们已经完全一致，你再也不会对他们评头论足了，因为你和他们是同样的人；每当你听见自己心底的声音，你对现在的自己会产生一丝不满，开始谴责自己为什么会变成现在这样。这就是你真实自我的声音，它会阻止那些低级的思想去伤害你——然而如果你在群体中吸收了太多的低级思想，那么它也就无能为力了。那些低级的思想逐渐寄生在你的身上，就好像藤蔓牢牢地缠住橡树，从底部一直蔓延到树顶，吸取橡树的营养，却毒害橡树的生长，最终整棵树都会因此而枯萎。

那些美好的思想，常常很容易被低等的思想所埋葬、遮蔽和掩盖，人们不经意之间就已经铸成大错，让低等的思想有机可乘，进入自己的头脑。

你也许会说："我可不能一个人孤零零地生活。"的确，没人希望那样生活。我的意思是人们应该和那些气味相投、风度健康雄壮、具有快乐思想的人们一起生活，这样的生活才值得渴望，才对人有所帮助。

如果我们做好事，我们一定要非常谨慎地选择那些施与的对象。有的人会知恩图报，有些人则是忘恩负义之徒。所以在处理这样的问题上，我们一定要擦亮双眼。

作为上帝神力特别的一部分，你可以永远把自己看做世界上的精英。没有人可以与你相提并论，因为你具有自己独一无二的天赋、个性和思想。你将会对世界发号施令，有些人会挑战你的权威，一旦你放弃了自己的立场，即使是思想上的让步，也会对你造成极大的伤害。

如果你总是惦念着一些不如你的人，那么你的头脑也会因之混乱，身体也会逐渐恶化。

当你和那些拖你后腿的人们一刀两断时，你不仅保护了你自己的思想不受毒害，而且还为自己创造了进步的可能。渐渐地，你会吸引那些给你更多欢乐和帮助的人们。你的思想成了一种无形的力量和桥梁，将你和更高的境界连接起来。不过，假如你还是和低级的思想境界藕断丝连，这座桥梁就不可能真正建立起来。

你到底能从自己日常的交际中得到多少真正的愉悦、鼓励和娱乐？是你还是你周围的人群比较幽默？到底是谁在竭尽全力维系交谈的话题？在内心深处，你真的从来没有对周围人群的琐屑无聊和老生常谈感到过厌烦吗？这些交际到底有多少是你去寻求的，还是它们自己来缠上你的？经常问问自己这些问题，你会发现，很多时候你不得不忍受这些朋友，只是因为"聊胜于无"。

你大概从没有尝到过那种"向更高境界的思想敞开自己，从中吸取智慧汁液"的滋味。那种境界，就是"永恒的生命源泉"。那种滋味是什么呢？是生命的不断进取，而不是日复一日地循规蹈矩，逐渐走向衰亡。没有生机的思想就该被埋葬。真正的生命是一种不断前进、不断更新的状态。人们通过敞开自己的心门，走向正确的道路，不仅能接受他人的活力和力量，也能为世界贡献出自己的力量。

很多旁门左道都只是无用功而已，然而却被人们错误地重视着。我们要记住：永葆青春的基础就在于真实的精神，在于永远保持对消极思想的抗拒和反对。所以，我们要虚心接纳更高层次的智慧，勇敢无惧，认为一切皆有可能，对生活充满活力和爱。在这个过程中，我们又要谨慎小心，不要让自己被低级的思想所控制。

五

与大自然一起呼吸

对万物真正的爱是我们生命力的源泉。我们对大自然的事物给予越多的真爱，就会得到它们越多的爱作为回馈……这不仅仅是一种情感，更是一种恢复和强健身体的最有效的方法，因为这些东西使你的精神变得强大，而使精神变得强大的东西必然使身体更强壮。

走进树木的精神……

> 在东西方的宗教中都会提到树木，有人说树木是有禅机的东西，有人把它作为心理治疗的来源。它的美丽形态，它的力量和稳定，它的长生不老和一岁一枯荣，都联系着大地和宇宙……树木让我们放松，让我们懂得欣赏大自然的无限性。

如果你喜欢树，尤其是那些生长在大自然中的树，那你一定是幸运的。

伟大的造物主把它们安置在那里，远离人类的看顾。而一切"野生的"、"自然的"事物，都比那些人工的东西更接近"无限精神"。大自然拥有完美的力量和无限的思想，当你处于大自然的怀抱之中，例如森林、山岳，你会感到一种难以言说的兴奋和自由。

你呼吸着树木、岩石和动物们散发出来的气息，会感悟到"无限精神"中每一个与你相关的显现。这是一种健康的娱乐——它不仅仅给了你新鲜的空气，而且代表着"无限精神"的显现，是"无限精神"正在对你起作用。

你无法在城市和人工花园里得到这种力量。因为这些人工培植的花草树木含有太多人类的低级思想——自以为人类能改造世界的思想。人类倾向于认为"无限精神"粗糙地创造了这个世界，然后留给人类去改善。可是，当我们在破坏原始森林、捕捉鸟类和其他野生动物时，我们真的是在改善这个世界吗？我们的河流大都被工厂排出的废水所污染，我们的城市不断地向外扩张，砖头和泥浆砌成的建筑拔地而起，而市民却挤入狭小的居住空间，地下是马蜂窝似的下水道，上面是吵闹的声音和危险的高度——这难道就是对自然事物的"改善"吗？

当你对野生的树木、动物生出一种温柔而真挚的爱时，你就是幸运的。它们也会给予你某种非常宝贵的东西作为回报。野生的树木不会感应不到或者忽视这种爱。这种爱并不是一个神话或仅仅是一种情感，它是从你身上输送给树木的一种元素和力量。你代表"无限精神"的一部分，而树木属于"无限精神"的另一部分。树木享有它们那一部分生命、思想和智能。你享有的部分更多，而且会越来越多。

爱是一种元素，肉眼是无法看到它的。它是一种积极的、活跃的和流动的力量，在那里我们拥有一个更宽广的世界，只是我们无法意识得到。它就像海洋的波浪和水流一样移动。

树木有一种感觉，能感受到你的爱并作出回应。它作出回应或表示愉快的方式是与我们完全不同的，或者是我们无法感知到的。它运用的是"无限精神"的表达方式。这种方式是人类无法察觉的、难以捉摸的。

既然伟大的精神创造了万物，那么思想和智能不是渗透在万物之中吗？如果我们爱树木、岩石和"无限精神"创造的一切事物，那它们不是对我们的爱作出回应了吗？向我们表达自己的思想和智能了吗？

也许你会对树木也有思想、也会思考的说法感到可笑。但树木的确是一个在许多方面都与你十分相似的组织。它有汁液，像我们的血液；有树皮，像我们的皮肤；还有树叶充当它们的肺。它们也有一个循环系统，也必须摄取自己的食物。它从土壤、空气和阳光中汲取养分，并使自己适应周围的环境。

高大的橡树稳稳地扎根在土地上，以抵挡暴风雨的侵袭。而低矮的菠萝则密集地长在一起，它们虽然根扎得很浅，却依靠集体的力量来抵挡狂风。甚至有些敏感的植物会在人手靠近时退缩，还有许多"挑剔"的野生植物在人工环境里根本无法成活或生长。

植物拥有这么多与你的身体相似的地方，你还会否认它们享有"无限精神"的一部分吗？不，你不会。树木是"无限精神"的一部分，就像你一样。它们是各种思想中的一种。我们只看见这种思想显现为树干、树根和枝叶，就像我们只能看见我们的身体一样。正如我们看不到我们的精神一样，我们也看不到树木的精神。

　　树木包含某些我们从未掌握的智能。我们想得到这种智能，想使之成为我们自己的一部分。我们想拥有它，想通过它获得一个更健康的体魄，使我们远离一切病痛。我们想要更轻松的内心和更快乐的思想，我们想要一种新的生活和新的快乐。我们想让自己的身体更轻盈，而不是随着岁月流逝而愈加沉重。我们想在每一天的生活中都感受到新的快乐。我们想在自认为已经"衰老的"和"筋疲力尽的"身体中找到新的东西。我们想要一种能够驳倒宿命论的能量。我们想要从肉体的病痛、累赘和死亡中升华。

　　当我们已经进入"无限精神"的中心，并且无法再吸引更多的思想并使之成为我们的一部分时，没有什么事物看起来是"平淡的、陈旧的和无益的"。

　　那么，树木能够给我们这些东西吗？

　　当我们进入树木的精神时，它们能够在这些方面对我们起到很大的帮助作用。当我们认识和领悟到越来越多"无限精神"的这部分显示时，我们就不再把树木当做是没有生命的东西。

　　如果你仅仅把树木看做木材或柴火，你就无法从它们那儿得到一点儿生命力。它们对你的态度，与你对它们一样，会把你看做是没有思想和感觉的物质，把你当做是木材或柴火。

　　当我们把自己的爱传达给树木时，它们也会把自己的爱传达给我们。来自树木的思想和元素将进入我们的生命中，给我们带来知识和能量。它们将告诉我们，它们所代表的那部分"无限精神"所带来的力量远比人类把它们烧成的炭灰或制成的木材更有用。它们的爱将告诉我们，森林里清新的空气是它们用成千上万的树枝和树叶制造出来的，是它们为地球带来的必不可少的元素。这种元素给人类带来的生命力，与它们接收的能力成正比。

　　我们对"无限精神"的概念理解得越透彻，就越能看清渗透于万物之中的思想。我们感到自己与树木和动物的关系越密切，就越能吸收蕴藏于万物之中的生命元素。那些只把树木当做木材或柴火的人，得不到一点儿生命元素。

有些人认为花草树木、鸟兽虫鱼只不过是一些没有智能的，只适合于供人类奴役、取乐或毁灭的东西，他们就会被这些事物的精神和元素排斥在外。如果他们领悟到这一点，就能吸收这些精神和元素；如果他们吸收了这些精神和元素，就能给身心带来全新的生命力和能量。

我们得到这种爱的元素与我们内心的爱成比例。我们只能从"超级能量"中吸收这一元素，吸收的多少与我们对"无限精神"的每一种显现的爱成正比，无论这些显现是树木、灌木、昆虫、鸟类或者大自然中的其他事物，我们无法损坏或毁伤我们真正爱的东西。我们对这些东西爱得越深，它们流向我们的爱的元素也越多。这种元素对我们就像对树木本身一样重要。我们对它吸收得越多，就越增强我们生命的能量。

如果我们破坏森林，就降低了树木散发出的元素的质量。如果我们把野生树木换成人工培植的树木，这种元素就被掺假了。我们用城镇、乡村和农田覆盖了整个世界，森林里这种生命元素的供给就会受到阻碍，因为森林只有在自然的状态下才能正常提供这种生命元素。我们只有承认树木是"无限精神"的一部分，才能通过树木吸收生命力和能量。

树木不断地散发出一种人类生命必需的元素，那就是人类呼吸的空气。凡是人造的物体，在出厂的那一刻，就开始散发出尘土和腐朽的气息。在我们生活的大城市里，我们的每一次呼吸都吸入灰尘。这个世界没有什么是绝对静止的。那些延绵不断的石块、砖头和泥浆制成的建筑物永远处于运动之中，缓慢地、不可察觉地化为尘土。衣服、皮革、钢铁等人类穿戴或使用的物质都在缓慢地化为尘土。看看你的房间在一天之内所积累的灰尘，尽管你没打开窗户，但房间内的衣柜和桌椅依然落满了灰尘。如果让一束阳光通过百叶窗的缝隙照射进来，你会看到无数的粉尘颗粒飘浮在空气中。想想看，除了这些看得见的无数粉尘，空气中还飘浮着更多的看不见的微粒。

所有这些粉尘颗粒被吸入我们的身体和精神之中。但树木和所有自然之物却散发出生命力的元素。

我们的身体也在不停地通过皮肤排泄废弃物。在大城市里，无数人的身体都在排泄出微小的废弃物，甚至是灰尘。这些微小的废弃物从病人身上排出，又被我们吸入体内。我们就这样一次又一次地呼吸着对方的废弃物。

这些看不见的大量物质弥漫在拥挤的大城市之中，对于生命的延续是非常不利的。尽管万物都有生命，但这不适宜于人类生命的发展。

当我们得到永恒的生命力、健康和永不消失的幸福时，我们的思想将被完全转向树木、动物和大自然中的其他事物。我们将懂得，当我们真正爱上这些"无限精神"的显现——树木和动物，让它们完全自由地生活，它们就会给我们带来它们的爱和无限的生命力，带领我们走向新的生活，并且生命源泉里蕴涵的能量和幸福远比现在更多。

对万物的爱使我们更强大

自然界一切万物都具有马福德所说的神性，或者说"无限精神"。于是他向我们表明：只要爱大自然中的万物，你就会获得过人的力量！

有人问："但是如果不砍伐树木，制成木材或燃料，我们怎么生活呢？"

难道除了我们现在这种生活方式之外，就没有其他的更好的生活方式了吗？在我们称为"天堂"的高尚的思想境界里，会有屠杀动物、砍伐树木的事情发生吗？会有任何破坏"无限精神"的显现的事情发生吗？

就像我们毫无航海知识就想环游地球一样，长期以来，我们所谓"走向天堂的方法"，就像一只滚下山坡的水桶。我们既无法立即停止砍伐树木和屠杀动物，也不能立即不吃肉。只要身体渴望和喜爱肉食，它就会吃肉。当身体被你的精神和信念精心改造后，你的胃和味觉就会拒绝任何肉食，因为它将无法忍受任何已被屠宰的动物的味道。当精神解决了这些问题，身体一定会跟随着精神。

一直以来，人们错误地认为单纯依靠自己的力量，就能使内心变得纯净，或达到更高尚的思想境界。为了达到这个目的，他强迫自己及他人斋戒和苦修，并戒除了他渴望享有的所有乐趣的天性。但他从未能够通过这个方法把自己从疾病、衰老和死亡中拯救出来。他从未能够通过这个方法重塑或更新自己。他最终会像工作狂或酒鬼那样失去自己的身体。

禁欲主义者不相信"超级能量"能够使自己升入更高的境界，只相信自己以及自己的努力。这是一种最大的罪孽，因为这会暂时切断一个人与"超级能量"的联系。如果我们信任"超级能量"，它就会送来生命力。除了完全依赖"超级能量"，我们没有其他的办法去赎罪或者改正伤害性的习惯。否则，我们可能在外表上变得更好，但我们的内心依然没有任何变化，因为压抑并不是改良。

所有迷信任何教条的褊狭者都以为自己是可以使自己变为天使的人。这样的信条使他们得不到任何进步。"超级能量"总是在说："来到我这里，向我提出请求。在所有自然事物中找到我，我将把新思想、新事物、新想法、新元素源源不断地输送给你。它们将逐渐改变你的味觉和胃口，逐渐带走野蛮，逐渐消除暴力、贪婪、无理的欲望和狂热的风暴，给你带来现在无法领悟的快乐。"

我们将越来越看清这样一个事实，那就是只有具备更高级的、更优良的和更持久的生命力，我们才有可能对花草树木和鸟兽虫鱼等"无限精神"的显现给予完全的自由。我们会真正地爱它们。我们是不会虐待、屠杀或奴役自己真心喜爱的东西的。

我们为了自己的快乐而把鸟关在笼子里，而不是为了鸟的快乐。这并不是对鸟的最高级的爱。

对万物真正的爱是我们生命力的源泉。我们对大自然的事物给予越多的真爱，就会得到它们越多的爱作为回馈。因此，随着我们不断的成长、进步和对花草树木、鸟兽虫鱼等"无限精神"的化身越来越多的爱，我们将得到一种爱，一种全新的生命力、力量、活力、快乐和灵感。此外，我们还能从飘落的雪花、纷飞的雨滴，从白云、大海和山峰中得到这些东西。这不仅仅是一种情感，更是一种恢复和强健身体的最有效的方法，因为这些东西能使你的精神变得强大，而使精神变得强大的东西必然使身体更强壮。

我们无法为自己制造出这种真爱万物和吸收力量的能力，而必须请求"超级能量"的帮助。

有人会问："但是'超级能量'为什么不一开始就把这种高级的爱植入我们心中呢？它为什么允许人类这么长期地奴役和破坏自然呢？它为什么允许暴风雨、地震和战争等自然或人类的暴力继续存在，带来如此多的灾难和痛苦呢？"

我们不需要代"超级能量"作出答复。我们只要懂得有一条引领我们远离邪恶的道路，懂得当高级思想来临时，我们将忘记邪恶，这就足够了。

我们将会看到大自然中的一切，无论是烈火还是暴风雨，都是美好的，都是能够为我们带来幸福的。比如犹太儿童从熊熊燃烧的火炉上走过，却毫发无损，比如耶稣能在水面上行走。历史上某些人可能做到的事情，所有的人都有可能做得到。

与自然进行交流并不是一种想象，而是融入"无限精神"的过程。你身心的投入所接收到的物质就像我们看见或感觉到的东西一样真实。

有些人孤身一人处在森林、旷野或山峦之中时，会感到非常痛苦。他们只有居住在拥挤的城市或狭小的房间里才会感到舒服。他们只有在人工的环境里才能生活。

他们的精神覆盖着一层人工制造的外皮，切断他们与大自然的联系，使他们在森林里感到孤单寂寞。在他们眼中，大自然似乎是荒凉的、原始的和阴郁的。

任何一个回到大自然的怀抱中并享受大自然的孤单的人，或者丝毫没有孤单之感，反而感到心旷神怡的人，当他们回到人群中，会带有更大和更新的能量。因为他们"曾经与上帝或'无限精神'同行"。

预言家和圣经中的圣人们就是这样得到能量的。基督耶稣回到山中，通过"无限精神"增强自己的力量。东方人和印第安人吸收了高级能量，他们都热爱大自然的孤寂。他们可以在孤寂中快乐地生活。他们可以在岩石、小溪或大海边沉思数小时，几乎对周围环境的变化毫无察觉，因为他们的精神已经从身体中游离出去，梦幻般地吸收"无限精神"的能量。

你会发现大多数领导者、军事家、发明家、诗人或作家都对原始的自然环境情有独钟。在那里他们可以迸发出灵感。诗人绝不会去歌唱那些地下全是下水道、空中全是高架车道的城市，他只会疯狂地热爱着粗犷的山峰。

我们无法使自己拥有这样一种能力，去享受大自然中的能量。就像我们不懂道德，却假装成一个道德高尚的人，自然显得十分愚蠢。然而，如果我们不断地向"无限精神"索求新思想，从森林、大海和暴风雨中感受上帝的存在，就可以从中吸收力量和能量。甚至当大自然看似狂怒之时，我们也安然无恙。

当大自然赋予我们的新思想代替旧思想时，我们生命中的一切，都将在新思想的作用下变得焕然一新。

善待动物，就是善待人类自己

> 对动物的好奇或是"研究"，并不是捕捉和拘禁它们的
> 理由。如果你爱它们，就请不要打扰它们的生活，让它们自
> 由地生活在那个属于它们的生态中。

马戏团的动物形形色色，既有天上飞的，又有地上走的，不过它们都有一个共同之处：它们都是被人类捕获、失去自由的动物。人类把它们从世世代代生活的地方带走，剥夺了它们原有的生活方式，从此它们的苦难就开始了。那些习惯森林中自由清新空气、自由飞翔的鸟儿，被关在了狭窄的笼子里，本来柔软而富有光泽的羽毛不复存在，在这种环境中生活的鸟儿，寿命会大大降低。

其实，所有人类从热带地区捕获的动物，被带到这里人工饲养后，都会很短命，尤其是那些体型较小、较珍稀的动物。

熊、狮子、老虎、鹿、狼这些动物也和人类一样热爱自由，可是，那些在马戏团里生活的动物，却被无情地剥夺了这种权利，它们不得不在恶臭污浊的空气中生活。

而对于那些穴居动物，土地是它们必不可少的家，正像一张舒服的床对于人类是必不可少的一样。可那些被捕来的穴居动物总是被安置在坚硬的木地板上，而它们，仅仅为了摆脱苦难的生活，为了回到它们习惯的家中，它们只好把木地板挖出一个个洞。

生活在我们这里的很多猴子，很多没有活到天年便死于肺病，因为这里的气候对它们来说过于寒冷，它们只适合它们自己的"老家"——湿热的热带丛林，而人工制热对它们来讲根本没用。

还有马戏团的海豹，它们远离了富含盐类的海水，被囚禁在狭窄的水

槽中，所以它们也大多短命。

动物们根本不需要人类安排它们的生活，它们只要生活在它们的自然出生地，也就是与它们的身体结构相适应的地方，就过得很好了。就像北极熊只属于北极，猴子只适合热带的生存环境。如果它们离开出生地，被带到与其身体构造不符的地方，它们的悲剧就开始了。

如果你来到那些廉价的动物马戏团中，请看那些羽毛又湿又脏的鸟儿，它们远离自然生态，被关在马戏团里，你和它们也许仅有一面之缘，下次你再来的时候，肯定看不到它们了。

它们肯定是死了，被其他动物接了班，而那些新的动物也会在痛苦中等死。

马戏团的幕后，一直在上演着动物受尽折磨、早早死去的惨剧，然而，却依然源源不断地有轮船把世界各地的动物送进马戏团这个黑洞中。一批批专业捕猎手被送往世界各地，送往各种气候带的森林中，他们精心设计种种陷阱，捕获动物。

为什么在世界各地的大城市中都能看到这些人的踪影？原因很简单，这仅仅是为了满足人们的好奇心，仅仅是为了让人们不必走出家乡，只需花上几分钟时间，就能舒舒服服地欣赏这些难得一见的珍稀动物。在马戏团这个人类为动物设置的监狱里，我们真正了解动物们的自然习性吗？试想一下，如果你也被关在笼子里，你真正的习性、爱好和品位，就能被观察者所了解吗？仅仅是为了满足人类的好奇心，我们就把无尽的痛苦施加给动物，这样值的吗？

可是，换一种思路的话，如果你怀着善意召唤鸟儿，它们会飞到你的窗前，在窗边的树上筑巢，并在这里繁衍生息，于是，你每天都能在窗前看到一种和谐生动的自然景象，这难道不比在马戏团里看鸟儿在笼中悲鸣更值得吗？难道不是只有动物们享有绝对的自由，我们才能真正观察到它们的习性、了解它们天然的生活状态吗？

也只有面对真正自由的动物，我们才能从心底升起对它们真正的同情和关注。与人类一样，动物们也需要为自己建造安定的家，它们也一样热爱和关心自己的同伴，也一样要为生计忙碌，也一样惧怕危险、渴求安定。

　　然而，遗憾的是，粗鲁和残忍好像是人类的一种本能，人们毫无羞耻地破坏野生动物的家园，无休止地对它们进行屠杀和捕猎。这是人类的支配欲在作怪，人类自以为自己是支配一切动物的物种。可以设想，我们的孩子们中，如果有二十个孩子来到树林中玩耍，其中有十九个会对屠杀和捕猎动物的行为跃跃欲试。这对于野生动物是十分不利的，而更可怕的是，他们那"受教化"的父母们，从来不对孩子们的这种破坏倾向提出质疑与反对。

与大自然一起呼吸

> 比起动植物来，人类应该更好地掌握和利用四季的规律，因为人类也有自己的"四季"。我们虽然不落叶，不褪毛，但我们的身心也有自己的节奏和规律。

到了每年的春天，就会有一种来自太阳的能量，来到我们这个星球，发挥它的影响。正是太阳，影响着一切自然界的生命形式：植物与动物以及人类。

人类，一直是这个星球上最高级、最复杂、最强大的生物，他们吸收了来自太阳的大部分能量。

科学家把这种太阳的力量称为"热能"，其实，"热能"仅仅是这种力量的物理表现形式，这种力量促进了很多神奇的事情的发生，比如树木体液的流动和循环。春天来了，温暖的太阳照在树木身上，它们就开始了新的生长，它们会冒出新芽，绽放花朵，而后在秋天结出累累果实。这种来自太阳的能力，给了树木源源不断的生长动力，使经冬的枯叶落下，使树木苏醒，开始用自己的根从地下吸收养料。

这种能量也对各种动物产生影响，让它们褪下自己去年的皮毛或羽毛。不过，这样的蜕变，只是它们身体上所发生的种种改变之中的一小部分，更多的新陈代谢，却是我们的眼睛看不见的。动物会以各种可见、不可见的方式扔掉体内旧的元素，取而代之的是新的元素。

其实，人类的身体也依照同样的规律而变化，虽然不如动物、植物那样四季分别，但我们有我们的生命节奏。

冬去春来，你也在"蜕皮"。只要让新的能量进入自己体内不断运转，在思想和身体需要休息时给予适当的放松，你就能使自己身体中衰老的腐朽的成分褪掉，并以新的能量取代它。这个过程中，你接收到的能量是看不见的。可是，无论树木上的新芽，动物的新皮毛，还是我们人类身上的新皮肤和各种器官，都受到了这种能量的影响。

在人们通常所说的物质与精神之间，并不存在明显的分界线。物质只是精神的一种肉眼可见的表现形式，物质是精神能量的暂时物化。比如一堆煤，它看上去只是一团物质，没有任何能量，但只要点上火，它就会释放出无尽的热能，让机器运转。

其实，我们的周围，随时都在发生有形能量和无形能量之间的转变，比如雨或雪落在地上之后，仅仅几个小时，它们又通过蒸发重新回到天上，重新变成无形的能量。

印第安人把每年的二、三月份叫做"虚弱之月"，由此可见，印第安人对自然的观察能力比我们敏锐，因为每年二、三月份动物们都懒洋洋的，人当然也是一样，这种状态一直持续到太阳给万物带来新的力量为止。

到了春天，你的身体和大自然一样，受到同一种规律的支配，你的身体要进行能量的更新，身体中的各种元素要重新组合。完美的自然构成，总是趋于宁静，总是与躁动保持着一定距离。

为了让你在能量和元素的更新过程中得到最大的收益，因此，无论中午还是子夜，你都要在该休息时好好休息。如果你让自己的身体和思维都处在活跃状态，而不考虑身体自然的要求，强迫自己不断工作，就会导致你的神经系统甚至整个身体都处在崩溃的边缘。

许多人不了解自己已经快要被掏空，还在坚持把工作做完，不管是被迫还是自愿如此，这种不符合自然规律的生活方式以及你工作中那些专断的要求，都会阻止那能够让万物焕然一新的新元素进入你的体内，会阻止你体内自然恢复的过程。

这就好比你非要把那些生了锈的零件留在体内，这些腐朽的元素或是物质，会不由自主地把你也变得死气沉沉，让积极向上的力量远离了你，你的腰开始变弯，你的头发渐渐灰白，你的脸上出现越来越多的皱纹，你体内的器官也在悄悄地缩小并失去功能。

身体的萎缩，意味着所谓"老年"的到来，可是你不知道，衰老的速度实际上取决于你的心态。要知道，肌肉发达和经常进行锻炼并不意味着健康，健康来自大自然的力量为身体所注入的养料。

那些"勇敢的水手"，其"勇气"往往只能维持几年，他们常常在五十几岁就显出衰老的迹象了。还有勤劳的农夫们，他们认为劳动是世界上最伟大的真理，他们早出晚归在田地里干农活，五十岁左右时多半会患上风湿病。对这些人来说，在不断的辛苦工作之后，他们的能量被消耗尽了。

我曾在加利福尼亚的矿区调查，和当地的工人们一起工作，先用铲子将煤矿石铲出地面，再用自己的肩膀或者工具车，运到指定的地点。我发现，在他们每天10—12小时的工作中，最后三个小时是他们的虚弱期，这时的他们，看上去仍然在工作，但已经没有任何干劲了。实际上他们是在假装出力，除非监工一直在旁边监督着。因为他们的体力已经透支，不适合继续工作了，他们只是在强迫自己的身体麻木地运动。这些强壮和坚强的工人，年龄都在二十五岁左右，他们一生都在做苦工，大部分人因为无法承受而死去，而活下来的工人也几乎都成了废人。

在商界，因为市场竞争越来越激烈，人们简直生活在水深火热中，他们无时无刻不处在紧张的状态中，他们的神经总是处在"兴奋点"，他们不知疲倦地工作，假如神经完全放松一下，他们反而会变得无精打采。这时，他们还以为自己患上了疾病，其实，这本是身体自我修复的征兆。但很多人不理解这种征兆，反而当做疾病一样处理。

这种长期的积劳成疾，可能最终导致他们需要卧床休息几周甚至几个月，他们出院时，状态往往比入院时要好。

这未必是治疗的效果，而是他们中止了自己的反自然状态，于是自然规律又开始不知不觉地工作了，为他们重塑了身体的健康。

过更有灵性的生活

> 快节奏与侵略性，像一对孪生兄弟，它们代表的正是现代西方人的生活方式。所以马福德提醒我们，要去学习东方的文明和所谓"野蛮人"的文明，学会顺应自然的节奏，过一种张弛有度的、更富有灵性的生活。

在自然的王国，休息是为了调整身体，使身体更好地适应下一个阶段的工作。

比如树木要在冬天养精蓄锐，所以，到了冬天树不再长叶子、开花结果。鸟类和其他很多动物，在养育后代的夏季过去后，就很少外出觅食了，而是留在窝里睡觉，蛇等爬行类动物，甚至整个冬天都在冬眠。

就连土地也需要休息和轮作，这样来年才能长出更好的庄稼。那些通过不断追加肥料和人工灌溉，催促着生长出来的农产品，口味肯定不如生长在处女地上、靠天然肥料滋长的农产品。农作物的多发病，那些无法控制的病虫害，只有在作物"休息过来"之后，才有能力对抗它们。

当人们发现自己已经不知不觉地不再年轻，到了四五十岁，就不能在满负荷或是高度紧张的状态下使用自己的身体了。而处在闲适的状态下，人们会发现，自己的感觉变得异常敏锐，就像植物和动物在大自然中那样。于是，他们就能吸收更多的自然能量，享受更加健康的人生，体格更加健美，思想更为活跃，头脑中总是充满灵感的火花。

为什么一些东方民族以及印第安民族更擅长利用这种自然的力量，对这种力量有着更发达的感受力？其中一个原因，就是他们的生活比我们更加原始或者说闲适。他们的作息暗合自然界的四季规律。他们的身上没有西方人那种盛气凌人的侵略性。这种侵略的力量，曾使西方人总是进攻其他弱小国家，就像英国曾把印度据为殖民地，几乎使印度从地球上消失。但是，实际上西方人最终什么也没有征服。这是因为，只有思想的力量才是最坚强、最有效的力量。

思想的力量，微妙、无言、无形，它会改良那些好战的民族，使他们的文化与被征服国家或地区的文化融合起来。通过这种融合形式，我们的文明与被征服的埃及文明结合成了亚述人的文明。

几个世纪以后，被征服的亚述人的文明又为其征服者也就是希腊人所用，成为希腊人的力量。后来罗马打败希腊，希腊的文明受到罗马人的掠夺。罗马逐渐衰弱，败给了哥特人和达尔人，而上述民族后来又成为北欧人的奴隶。

这是表面上的征服过程，而在思想的王国中，却恰恰与此相反，是被征服的古意大利的文明在左右欧洲的发展，把哥特人、匈奴人和达尔人变成今天的德国人、法国人、西班牙人和意大利人。每一次冲动、亢奋的征服活动，都让这种力量在更广阔的土地上植根。

现在，英国的顶尖哲学家都在认真学习他们在印度大地上发现的东西，印度的思想从某种意义上说已经能够征服整个英格兰了，尽管英国的学者们还没有认识到这一点。实际上，英国人目前正在学习的是自然规律和力量的第一课。

这种力量，如果你阻碍它在你体内运作，不考虑你自己的四季，身体充其量只是你工作的工具而已，你会很快被工作击垮。

你等于是把那种源源不断的复苏之力拒于身体之外，使它无法与你身体中的元素结合。你的身体逐渐形成一种惯性，总处于停不下来的工作状态，你的身体总是很兴奋，甚至没时间睡觉。随着你的身心不断地被掏空，你的头脑也会失去应有的秩序。

一旦停止体力或脑力的工作，你会误认为自己一事无成，你根本无法进入一种平静的状态。

在春天新长的嫩芽之中，包含了无穷的力量，这是树枝茁壮成长的力量来源。春天里，你的身体中的各个部分也是十分柔韧的，像新吐出的嫩芽。如果你的身体在春天来临之际显得虚弱慵懒，就意味着你的新芽正在成长，它们蕴藏着巨大的力量，只是这种力量还没来得及消化你吃进去的营养，还没来得及让你的骨骼更强壮，肌肉更发达，肌腱更柔韧。假如发芽的过程被打乱，或者说我们过度使用了我们的身体和思想，那么身体将受到巨大伤害，就像植物遭到狂风暴雨的打击一样。

你可能会说："如果我一直躺着休息，等着身体复原，那我的工作怎么办？我拿什么养家糊口？"我的回答是："工作上的规律不是自然规律，如果你在自然规律要求休息的情况下还要继续工作，你的身体将更加糟糕。"

感染疾病、产生痛苦、导致死亡的原因，正是那些人们习以为常的不良习惯。每年，数以千计的人死于过度劳累的工作和作息时间的不规律。在表面看似正常的人身上，肺病、癌症、神经错乱、水肿、风湿、淋巴结核、发烧等疾病频频发生，从传统的医学角度，人们很难解释这一点。

如果你目前需要休息，可却苦于无法让自己的身心放松，那么请你寄托于某个契机吧！在这样的契机下，自然会将新的力量注入你体内。当我们完全意识到自然的规律，我们的需要和梦想就变成一种祈祷。我们要经常重申这一点，生活才会变得更加幸福和健康。

古犹太人耶稣用更简练的语言阐明了这个道理，他说："只要不断寻找，你就会找到答案。"他绝不捅破这个秘密：为什么怀着真诚的理想、愿望和灵感的人，总是能够在关键时候让自己梦想成真？因为这个秘密是常人无法理解的。

到目前为止，我们只知道"风是空气在流动"，可我们还不懂得，是什么让它开始运动，并且不断运动？我们从科学理论上解释了潮汐与月球引力的关系，但我们又如何解释：什么力量使巨大的洋流得以继续？又是什么力量，使我们的心跳与呼吸从不间断？让我们的血液源源不断地输送到身体的各个部分？

难道，这些不都是源于"上帝的能量"或者说"善的无限精神与能量"吗？

这种力量在我们体内运行，就像在万物的体内运行一样。无论动物、植物还是我们，没有这种理智的指导就会迅速老朽。根据我们已经知道的知识，我们必须理智地使用这种能量。

随着对这种奇妙力量越来越多的了解，以及对这种力量越来越多的信心，人们会找到如何让自己与这种力量更完美结合的方法。

当植物的叶、根和果实被用作药材，它们会在我们体内发挥作用，这就是植物的力量所在。我们从面包和肉那里获得的热量，也来自它们本身能量的无限释放。

六

去主动拥抱成功

把一个概念、一个想法尽可能地保持在你的思想中，你就能获得它，这就是吸引力的法则。你想什么，你就永远吸引什么。从心中发出的愿望，正是你获得力量的途径。

向力量发出邀请

马福德欣赏力量，他断言：一个没有力量的人不可能在这个世界上获得成功。通常我们会认为，一个人是否果敢有力、意志坚强，主要取决于先天因素。但马福德告诉我们：只要你用心呼唤力量，不断地吸引力量，你就会获得力量！

假若能发明出这样一种药：它适合所有的人，无论男人还是女人，男孩还是女孩。而且它的作用是增强人们的力量，这包括身体的力量，还有所谓的"内在的力量"——也就是使人从事一项事业的能力、影响力和操纵力。如果有这样一种药，相信它的销量一定非常可观。

这样的药世间自然没有，其实你也并不需要这样的药。只要你控制自己保持在一种特定的平稳状态中，你就会不断增强你的力量——身体的力量和内在的力量，而且这样得来的力量从来不会丢失。

这种特定的状态是什么呢？就是让你的心总是去吸引力量。**人们的心灵吸引什么，他们就能得到什么，这是一个永恒的"吸引力法则"，不论人们吸引的事物是好的还是坏的。**

力量虽然是看不见的，但它和所有你能看见的事物一样真实。你呼唤更多的力量，你就能吸引更多的力量，就像吸引其他事物一样，不管这些事物是看得见的还是看不见的。这种吸引，就像一个个水银珠子融合成一大团，就像同一种类的树木生长在一起，就像羊总是和别的羊一起组成羊群，它们不会和牛在一起。就像流浪汉总是结交流浪汉，因为失落、软弱、沮丧的心灵自然和其他失落、软弱、沮丧的心灵靠近。同样，一个坚强有力、行动果敢的男人，也总是和其他坚强有力、行动果敢的男人一起工作或合作。

什么是力量？举个例子：如果你有一个目标、一个计划、一项生意，你现在正在从事着它，或者想把它推销给那些原本对它冷漠甚至敌视的人们，于是，你就会把你的活力、能力、信心和热情投入到这个事业中，这时你就充满了力量。可在最初的尝试之后，也许你会失去勇气，变得灰心、沮丧，这时的你缺少力量。

看看那些上门推销的小贩，他们会坚持一家又一家地推销他的商品，尽管不断遇上闭门羹，可他总是保持开朗的心情。这样的小贩是个有力量的人，相信他一定会赚得更大的买卖。克里斯·菲尔德也是个有力量的人，在经历一次次失败之后，他最终带领大西洋电报公司走向成功，使那些说风凉话的失望股东们重新恢复了对公司的信心。克里斯·菲尔德有一种特殊的精神力量，而拥有这种力量的男人或是女人，都能创造出一项事业，并能坚持下去，最后获得成功。

关于这种精神力量，它的核心、根源和基础都在于：保持平静，保持一种去获取力量的决心，时常想象自己正在增长着力量。

如果你保持这种决心和想象力，你不仅能够吸引力量、不失去力量，还将不分昼夜地散发出一种"力量之流"（Acurrentofforce）。这种"力量之流"与你的计划、目标和事业有关，它会影响别人的思想，无论那个人离你是远还是近。它将你的想法输入其他人的大脑，使他们赞成你，当你遇到他们并说出你的计划时，他们会说道："这正是我需要的！"或者"这正是我准备做的！""我也曾经考虑过这件事！"

是力量，把你快速地从沮丧状态中提升出来；是力量，让你在经历了一个晚上的垂头丧气甚至伤心落泪之后，第二天早上重新复原成那充满希望和信心的自己；它给你带来新的计划、新的想法、新的机遇。

力量是这样一种物质或元素，它使你不再沉湎于过去的错误与失败，它让你在通向成功的道路上重新开始，它总是把你的脸扭向最终的成功，让你远离失败。你可以在成功的商人身上发现这种力量，它是一种精神的能量，不论它被一个好人或是一个坏人所使用。

在独处的时候，如果你不断地对力量进行呼唤与祈愿，你的确可以不断增强你的力量。但是，如果你在一个大家有着共同信心的组织中做同样的祈愿，你会得到更多的力量。因为那里有更多的吸引力量的心灵，合作的愿意会使大家拥有更多力量。

力量是这样一种元素：它能帮你驱走恐惧，让你机智果敢、光彩照人。如果你不断增长这种元素，你就不再害怕那些过去曾经打击你、侮辱你的人，在他们面前，你会大胆地彰显出你的立场与主张。要知道，那些想在世界上有所作为的人，无一不在使用着这种力量。

无论一个人有多么善良、多么可亲、多么好相处，可假如你失去了力量，失去自我的主张，或者因为别人偶尔的嘲笑而丢失了你的谋略与进取，你不可能在这个世界上取得成功。

为什么力量会因为我们向它祈愿而到来？这是一个谜。我们越是想努力解开这个谜团，它就越是难以解答，也许答案就在无尽的宇宙中。我们只需要知道，如何过好我们的每小时、每一天。我们只需要知道这样一个事实：我们能够通过不断地祈愿力量、呼唤力量，来获得越来越多的力量。这是完全可能的，就如同人的精神完全可以通过这种力量来征服和统治物质世界。

随着力量的到来，你就有能力让自己重新振作起来，你走在大街上不会再担心自己的食物与住所。如果你有足够的信心与信念，你肯定会让你的思想不断地去呼唤力量，力量就真的会出现在你身上，让你能够解决当前面临的难题。

至于力量如何到来，它会表现为各种形式：也许表现为一位朋友的关怀；也许你在某个瞬间突然有了勇气，把你的想法付诸行动。因为你对力量的呼唤，就是将你自己与充满力量的"最高思想"联系在了一起，而它，总是会以适合你的方式给予你帮助，不论这种方式是看得见的，还是看不见的。

如果你遇事就依赖别人，就等于停止了对力量的召唤。就好比总是躲在马车里，而不是用自己的双腿走路。其实你就是一个力量的接收器，一个向着力量开口的容器。只要你向着力量召唤、祈愿、要求，并用你的智慧去支持它，你就会得到它。

所以，请用你的智慧去引导力量，这样，你获得的力量就不会用在错误的地方，它会有益于你，而你，会运用你的力量发挥难以想象的作用。

如果你花了一个半小时在那里闷闷不乐、焦虑不安、忙忙乱乱或是优柔寡断，你就是在消耗你的力量。本来，运用同样的能量、同样的元素，你可以投入你的事业中，或者做些其他对你有好处的事情。所以，我们要珍惜自己的力量，我们每天早上起来，都应该问问自己这样的问题：

"我今天可以使用的能量是有限的，我该怎么使用它，才能得到最好的结果？才能让我的今天远离烦恼，过得幸福快乐？"

如果你早上起床时觉得胆小、虚弱，就去呼唤力量吧！**把一个概念、一个想法尽可能地保持在你的思想中，你就能获得它，这就是吸引力的法则。你想什么，你就永远吸引什么。从心中发出的愿望，正是你获得力量的途径。**

自然王国的力量来源，就是保持一种稳定的情绪。你的思想好比空气和电流，会从你身上发出，去影响其他人的心灵。要证明这种力量，可以比喻成你用手关门，当你的肌肉停止运动，门依旧随着惯性在滑动。"思想流"就是这样，不管他人的身体距离你是几百还是几千英里远，你都能影响他们的思想——包括好的影响与坏的影响。

不仅如此，力量还是创新的源泉，它每天都给你新的东西：新的观念、新的计划、新的建议、新的商机。A.T.斯泰华的力量，使他创造了零售百货商业。同样的力量，帮助很多人开启了新的思想，并推动它加以实施。

如果有一个胆小的发明家羞于把他的新发明推向公众，这时他应该呼唤力量，于是他一定会得到力量。正是对力量的呼唤，使他得到了希望，否则他可能遭到失败甚至饿死在街头。

力量，也促使人们更好地融入社会，与他人合作。很多时候，那些不成功的天才艺术家们总是卖不掉他们的画，这是因为他们没能使自己适应这个社会。而同时很多低俗的艺术家却大有市场，因为他们总是紧跟潮流，为世界所用。

同样，当你准备把你生产的商品投向世界，你要知道：不论你的商品是多么的有用处，你都无法确定人们是否准备购买它。把我们自己推销给别人，这是我们事业与人生的重要内容。做这些事情时，我们不仅仅是向世界发出邀请，也意味着我们主动地加入这个世界。

二十年前的成功商业法则到了今天未必管用。力量，在过去曾开创了铁路，但后来又有别的东西取代了铁路。力量曾开创了电报，但后来电报又显得相对缓慢和昂贵。所以，我们主要还是靠力量来改变自己。你会看到：所有成功的生意人，总是在不停地改变着他们的经营策略。

而那些志同道合的心灵，无论其肉体相距多远，都能互相传递思想和观念，通过这种"心能"不断地被发现、利用和训练，就会有一条看不见、摸不着、无法掌控却又灵光闪烁的"线"，把人们联系在一起。可以预言：空中运输将成为重要的运输通道，它可以服务于各种用途、各种距离、各种人类思想的需要，而且比铁路要快得多。这是因为，任何一个事物、一个能量、一个力量、一个思想，都会把它自己物质化。（马福德死于1891年，多年之后的1903年，美国的莱特兄弟才发明了飞机。——编者注）

自始以来，正是力量，使人类成为现在的样子，又使人类能做出远远超越现在的事情。

成功的商界人士永远践行这条铁律：与自己志同道合的人在一起，讨论自己的生意、计划、项目，就能从中获得力量。在强有力的大型垄断企业中，各个部门的领导人总是被组织、召集起来讨论问题，他们日复一日地在一起，进行交谈。

在他们交谈的过程中，新的想法和建议就产生了，解决问题的方法也将投入行动。其中，最关键的想法可能是从一个人的脑子中产生的，但未必是这个人率先"想到"的。因为思想的元素会在每个人头脑中重新组合，于是，一种新的思想元素产生了。这些人，他们之间互相给予力量，又从对方那里收获力量。

很多企业和商社的做法值得你借鉴，你可以叫来尽量多的真心希望你成功的朋友，与他们进行定期会晤。当他们听到你的计划，会和你讨论它，会给予你同情以及良好的祝愿。他们与你的合作，是一种力量的交流，会给你极大的帮助。接下来，在人群中，你很快会发现谁与你志同道合、有着共同的目标。你和他们相互影响，你会发现：你将要给予的，正是他们需要的。

不论你有了新的知识、新的理论、新的发明还是新的工艺设备，甚至仅仅是改进了马车或者烟囱，只要你所做的是让人们生活得更舒适、更幸福的事情，就都能通过合作的力量，让人们明白：那正是他们需要的。而你，也从他们那里获得了支持。

如果你想在生意中获得成功，你就要把同样的成功献给他人，这样，你的思想力量将为你带来巨大的成功，甚至超过了你的想象。 真正成功的人生，意味着不仅是有足够的财富去满足你的生活必需和享受，还包括健康，包括有能力去享受财富增长所带来的变化。出于所谓"明智的利己主义"，人们会真心祈愿那些与自己协作的人都能像自己一样幸运。你一定不愿看到你的朋友住在破屋中，而你自己却住在宫殿里；不愿意看到你的朋友衣衫褴褛，而你自己却衣着体面；你也不愿你的朋友依赖于你，靠你的慷慨领取养老金。你希望他们和你一样，有同样的能力，去耕种他们自己那片土地。

你和你的合作者们，是同一肌体的各个部分，如果肌体的一部分死亡了，其他部分也面临相同的结果。可如果肌体的每个部分都非常健康，那么整体也将十分健康与完美。

一个强大的蒸汽机工作起来的场面是非常迷人的，你会看到上百名工人用他们的手随意处置着数以吨计的钢铁。或者，你也可以看看尼亚加拉大瀑布那永不停息的水流。这些场面之所以富有感染力，是因为人类的天性热爱力量。

我们的精神，总是沉迷于那些展示着力量的画面，我们被它们拉近，受它们感染，也因此获得了无穷无尽的力量。在这个时候，我们对力量的祈愿会立刻得到回应。

花上一个小时的时间，去静观海浪的翻滚、升腾、冲刷，看它们如何撞击着岩石，这是件非常有好处的事情。你会感觉到放松、平静，你会进入冥想，你会毫无疑问地被这些力量的元素所吸引，你会与一种精神存在对话。当你离开时，你已经得到了无穷的力量，去正确地运用它们，在你所选择的道路上：经商，从事某种艺术，或者管理一个家庭。

每天晚上入睡前，你可以花上仅仅是片刻的时间，去眺望那无限的星空。请你告诉自己，那是无数的太阳和它们的地球正环绕在我们的周围。这时，我们会感到一切力量的结合：大河的力量、尼亚加拉瀑布的力量、海洋的力量，以及我们这个小小星球上的一切力量。于是，我们就又度过了一段有益的光阴，用以吸引力量的元素。这也正是获取力量的一种方式。

接着，请你向力量祈祷。这种强烈的渴求是一种真正的崇敬，而真正的崇敬可以给祈愿力量的人们带来无穷的力量。

思考，使你远离胆怯

> 人人都希望自己有勇气，可又都无法控制自己的害怕心理。马福德告诉我们：没有勇气，只是因为缺少正确的思考方式。长期以来，人们已经习惯了在无数的生活细节中，去杯弓蛇影地吓唬自己。

其实，勇气和思考力本是一回事。思想的力量，首先意味良好的控制能力，控制我们进行有益的思考，抛弃那些不必要甚至有害的想法。而懦弱和缺乏控制力是同一个意思，它来源于慌张、习惯性的匆忙或缺少镇静的能力。

其实，**一切成功都以勇气为基础，而一切失败都以胆小怕事为基础。**

所幸的是，日常生活中的每一分、每一秒，你都可以用来培养和增强自己的勇气。

当你知道你所做的每一件事都有两个收获：一个是学会了做这件事的方法，另一个就是不断地给你增强勇气，你就会获得一种满足。

培养勇气，其实就是培养自己思考的能力。通过对说话、写字、吃饭和走路等所有日常事情进行思考，你就会获得控制自己的力量的能力。

只要有一丝一毫的慌张，就一定有一丝一毫的恐惧。想象一下，当你匆忙地赶火车时，你有多少恐惧啊：你害怕自己赶不上火车，又幻想着赶不上火车的后果，好像它已经成了真的。在赶火车这么一桩小事中，你的心正被恐惧折磨着。

还有，你匆忙地赶去参加宴会，或赶去赴一个约会，你都会对迟到带来的不利后果感到害怕。

这种习惯性匆忙带来的后果就是恐惧。正是这种非常普遍的、无意识

的思考习惯，导致思想被恐慌所奴役，任何微不足道的干扰或失望，都会让人感到恐慌。它使人感到失望，而这种失望是完全不必要的。它就像一条永远敞开的大裂缝，吸收着越来越多的恐惧的"思想流"。

如果你培养了对某一件事情的恐惧，那么你就会对越来越多的事情产生恐惧。如果你允许自己陷入"赶不上轮船或火车该怎么办"的恐惧中，哪怕只有半个小时，那么，在这个旅途中所遇到的任何小小意外或困难，都会给你带来成倍增加的恐惧感。

这种思维习惯，在人的潜意识里，不由自主地积累、训练，它征服了每一个人的思想，让人们随时都会产生恐惧，可实际上，他并没有损失任何东西。

比如，当一个人急匆匆赶一辆公共汽车时，他似乎已经错过了那趟车，并承受着重大的损失，而实际上，下一辆车很快就来了，或者最多等上两三分钟。然而这两三分钟的等待，在那个人的脑子里扩大到一座山峰那么大，成为一个令人心烦意乱的东西。于是，无论这个人在走路、吃饭、写字还是做其他事情时，这种习惯都会表现出来，使他在做任何事情时都无法冷静，无法做理性的思考。

所幸，勇气的培养，就在于对这些所谓"小事"的思考之中。勇气和思考的关系，就像恐惧和匆忙一样密切。如果我们在做这些小事时不学会恰如其分地控制自己的力量，那么我们会发现这些小事做起来远远没有想象的那么轻松。

如果我们分析一下那些令自己恐惧的事情，我们将会发现我们总是想把那些令我们恐惧的事情一下子解决掉。其实，我们在做任何一件事情时，都只能一步一步去做。我们需要把力量输送到最需要的地方，而不能同时在任何其他的步骤上下工夫。这步完成后，再进行下一步。

胆小通常是一下子看到过多的困难或恐惧的结果。其实，在现实世界中，我们只需要一个一个地解决它们，它们并非我们想象的那么可怕。

比如我们将要去面试，我们担心这次面试将成为一次不愉快的经历，因为面试官是一个不苟言笑的、脾气暴躁的人。我们的脑子里塞满了面试的整个过程，我们会把自己设定在面试的情景中，不断地想象着一个尴尬的场面。

我们可能在早晨穿衣服的时候都在想着这件事，但我们这时最应该做的事是穿衣服。穿衣服是面试之前的一个必要步骤，穿着大方得体同样也是成功的条件。

也许你吃饭时，这件事也在占据着你的脑子，但我们这时最应该做的是吃饭，从食物中获得所有可能获得的乐趣。这是第二个步骤。我们吃饭的时候越平静，我们的胃口就越好，我们的身体就能从食物中得到越多的能量。也许当我们走向面试地点时，我们对面试的恐惧就出现了。但这时我们应该做的是从走路中得到乐趣。这是第三个步骤。

所谓快乐，是我们集中力量做当前事情的必然结果；而现在和将来的痛苦，是我们心不在焉、胡思乱想的必然结果。

当我们穿衣、吃饭或做其他事情时心不在焉，我们只能使自己心烦意乱；我们正在练习如何把每一件事弄得乱七八糟；我们正在使这件事情必然变为一种恐惧，因为在我们思想的作用下，这种不愉快的想法将变为现实。而且我们对这种想法增加越多的作用力，它越可能变为现实。

活在当下，你就有勇气

没有必要胡思乱想将来的"可怕后果"，最重要的是做好现在的事！当我们能控制自己的心，让它集中在当下的事情上，成功就是水到渠成的了。

为了得到所有人都想得到的或正在寻找的东西——幸福，我们需要随时随地对思想进行完美的控制。得到幸福的一个最重要的方法，就是在做那些芝麻绿豆的小事时，随时训练我们的思想，就像一个士兵对他们的胳膊、腿进行逐步的训练一样。

我们需要保持"我们的心与我们同在"，让它随时准备冲向需要它的地方。

比如，当我们在系鞋带时，心思却不在这上面；当我们在削铅笔时，却想着其他的事情。长此以往，我们将习惯于身心的分离，思想将越来越难以集中，就算心被收回来，也越来越难以集中精神去做需要做的事。我们的心，总是以闪电般的速度从一个事物移动到另一个事物上。

不要以为"集中精力"是件小事，事实上，人们很难做到这一点。如果你在做针线活，突然你必须弯腰去拾起掉在地上的剪刀，你在做这件事时非常不耐烦，动作也不顺畅。为什么？因为你的心思还在缝纫上。你要求自己一心多用，试着一边缝纫一边把剪刀捡起来。于是，你的思想和肌肉的运动暂时不协调一致，因为你拒绝"一心一意"地拾剪刀。

实际上，当你捡起一磅重的东西时，你发出捡起五磅的东西时所需要的力量。当你捡起一把剪刀或一根缝衣针，你脑子里同时想着其他事情时，你确实发出了很多力量，因为你试图一次做完两件事，等于一次捡起两件东西。

任何事你都这么做，你的每个动作都变得不协调，这些事情也令人厌烦，因为精神的分散，使你没有足够的力量去轻松地完成这些动作。你匆忙地系领带或鞋带，因为这些事情对你来说不仅非常烦人，而且你害怕它可能暂时剥夺了你的乐趣。这时你再一次向恐惧的思想流敞开大门——害怕失去某种东西。

而当你全心全意做现在这个动作时，每个动作都得以轻松而愉快地完成。你可以培养这种输送力量的能力。通过思考能力的培养，你可以做得更多、更好。因为如果你按照这个方向去训练思想，它就会迅速地增强你的能力。

我们可以训练自己的心，使它在一件事物上连续停留十分钟，再转向另一个事物。另外，这样的训练还可以帮助我们集中精力，并任意决定集中精力的时间，可以按照自己的意愿来调节情绪，可以按照自己的意愿去睡觉或者打个盹儿，充分享受睡眠的乐趣。

这些，都是人类潜能中微乎其微的一部分。潜能的挖掘及其能量的增强是没有限制的，我们想象得到的事情没有一样是无法做到的。达到这一目的的步骤都是非常简单和容易做到的——如此简单和容易以至于遭到一些人的拒绝和否定。

古代的北美印第安人和亚洲人已经懂得驱除所有的想法，使他们的大脑成为一片空白，从而不再对恐惧敏感。在这种思想状态下，他们的身体对生理创伤的痛苦毫无知觉。正是这种思想状态产生的力量，使印第安人在沦为战俘之后，还能平静地忍受一切严刑拷打，在受到火刑、活剐等酷刑的同时，却高唱他们神圣的死亡之歌。

所以，无论是生理上还是心理上，印第安人远远比大多数民族沉着和从容。他们不断地增强自己的精神力量，结果必然是精神控制身体，减轻身体上的痛苦，甚至能够完全消除身体的痛苦。

缺少这种思想训练，将导致无意识的身体活动。羞涩内向、沉默寡言、不善交际等，都是由于缺乏思想的控制力造成的，而缺乏思想控制的原因，是缺乏一种镇定从容的品质，或者换句话说，一种把"现在的时间"用来思考或计划行事的能力。

如果一艘轮船突然遇到危险，受惊的人们就会在甲板上惊慌失措地跑来跑去，这种行为，正是他们长期习惯分散精力而带来的结果，各种各样的念头抓住了他们的大脑，让他们无法镇静地集中精力自救。

而曾经受过训练的人，可以集中注意力做某些事，这种人遇事就显得镇定自若。他们遇到灾难，会稳定自己的情绪，寻找逃生的机会。这两种人，在面对突如其来的灾难时，心理活动和应对方法完全不同。培养勇气，其实就是培养面对一切事物时的镇定自若的能力。

如果一个人能够在任何大灾难面前保持镇定，那是因为他拥有一种力量，将思想集中到当前需要立即处理的事情上。懦弱者没有这种力量，他想到的不仅是危险的来临，而且是任何可能或不可能发生在他身上的后果。在激烈的战场上，一个士兵可能专注于履行自己的责任，当他看到自己的战友中弹或牺牲时，他也绝不允许自己分心。但他能将更多的精力或力量投入到履行责任之中，命令并抓住他的身体，使之坚守自己的岗位。而开小差的士兵无法将自己的思想集中在任何事情上，他们脑子里除了恐惧什么也没有。

我们通过这些简单的训练为自己积聚力量，不仅要满足当前所需，而且要在关键的时刻释放出来。因为在所有工作中，取得成功最重要的素质就是勇气。这种勇气，不单单是行动的勇气，也有提出一个想法的勇气。

成千上万的人，在他们每天的工作中，总是不敢迈出"第一步"。他们一想到走出自己事业"第一步"要付出的代价就害怕了，比如花费的金钱可能比日常开销要多些，想到这笔数目他们就惊呆了。

出于惧怕心理，富于创造性的想法在他们心中总是转瞬即逝。彻底改变原来的看法，不按照过去的习惯去做事，这会令他们产生惧怕。

假如，有个女人除了天天光顾干洗店之外无事可做，而你为她出了个主意："A女士，你为什么不自己开个干洗店呢？这样你能从中挣到很多钱。"

她一定会回答："我开干洗店？我哪儿来的钱开干洗店呢？"其实她并不是反对你的观点，但对她来说，开店需要一笔巨款。于是，在她头脑中，各种无理、轻率和恐慌的思想接踵而来，因此推翻了你的建议。

但C女士是一个懂得深思熟虑的人，她听了你的提议感到非常赞同。她对自己说："我为什么不开个干洗店呢？已经有人开店并取得了成功。"
她沉浸在这个想法里，并向有经验的人请教，学习开店的方法。她沉浸于
这种思想流的时间越久，就越能清晰地看到开店的方法和手段，这些方法
和手段原来都是别人的"秘密武器"。最后，她脑子里的想法成熟了，她
朝着这个方向迈出了第一步，而这之后，她经过一步一步地努力，最终开
创了自己的事业。

　　你应该记住，大脑活动所需的能量，不亚于肌肉运动所需的能量。有些
人赖床，为的是逃避做早餐或者打扫房间，实际上，如果他们起来把浪费在
胡思乱想上的能量，用在做早餐、打扫房间上，那么这些事情早就做好了。

　　做每一件事都需要足够的能量来支持，如果你不断地培养和提高你的
思想能力，说句大白话，就是"保持头脑清醒"。无论你在做什么，你的
精神都像一个"眼观六路，耳听八方"的哨兵，能指导你如何应对任何意
外事件。这不仅是勇气的特征，也是机智和冷静的特征。

　　在美国独立战争中，混乱的战场上，一位美国军官突然发现自己面前
竟然挡着一队英国士兵，他随机应变地问道："你们是什么军队？"其中
一个士兵回答说："苏格兰皇家军队。"这位聪明的美国军官说："我也
是苏格兰皇家军队的。"然后骑马返回自己的阵营。这就是在意外事件面
前迅速地思考并做出反应的举动。

　　还有一例，就是英国著名女演员法伦女士，有一次参加话剧演出，
她饰演的人物角色要缝一块手帕，但剧场工作人员却忘记了事先把针线等
道具摆出来。只见她毫不犹豫地坐下，非常自然地模仿一个女子缝衣服的
动作和神态，以至于大部分观众对这个疏漏毫无察觉。这个动作包含着沉
着、冷静、深思和勇气。

　　这显然是一个习惯于匆忙行事的女人无法做到的，并且我相信当法伦
女士拿起针线缝衣服时，她做得比那些习惯匆忙行事的男人或女人都更加
从容不迫。

　　在所有的事情中培养沉着冷静，你就为身体上或精神上的勇气打下了
越来越坚实的基础。但冷静行事并不意味着行动迟缓。正如思想以电流般
的速度移动一样，它也会在需要的时候以同样的速度对身体起作用，但思

想在允许身体行动之前，必须加以分析和计划。它的分析和计划是如此缜密，以至于身体肌肉以最大的信任执行它的计划。

实际上那些专业芭蕾舞蹈演员、画家、音乐家或其他艺术家的卓著成就是这样取得的。然而，在许多情况下，这些只不过是对思想的部分控制。在自己的艺术之外，这些艺术家可能缺乏控制思想的能力或从容冷静的头脑，结果他们容易受到干扰，常常犹豫不决、反复无常和胆小怕事。思想是时时刻刻忠实地守护我们的警卫员，帮助我们应对任何意外事故。

然而对我们来说，日常生活中有无数个"小动作"，比如捡起掉在地上的小物件，比如打开或关上抽屉、照镜子整理衣服等，我们都是在一种匆忙、分散的状态下仓促完成的。尤其是一些"更重要"的事情吸引了我们注意力的时候，我们就更加匆忙、粗心而鲁莽。这不仅使我们的身体更加劳累、虚弱，也使得我们稍有风吹草动就惊慌失措。当身体变得软弱时，恐惧和怯懦更容易来临。

如果这个习惯已经根深蒂固，它并不是一天或一年就能改变的。这种习惯造成的生理或心理上的疾病也不可能立即痊愈，反而会一天天地加重。

如果读到这里，你感觉"有点道理"，并觉得有些观点在你身上得到印证，那么你的心病就开始得到有效的治疗了。

真正的信念来自内心，永不停息地把我们从邪恶的道路拉到正确的道路上。有时它可能看似被埋没或遗忘，而我们的恶习似乎越来越严重。事实并非如此。然而随着信念的生根发芽，我们越来越清晰地看到自己的错误。我们暂时忘记了自己是失明的，完全看不到它们。

如果此书给你带来了一种改正坏习惯的信念，那么给你带来信念或者说服你的并不是我个人。我只不过或多或少地阐述了一个真理，或者触及了你能感觉到它的那根神经。我给一个火炬添加燃气并点燃它，并不意味着我创造了火焰或燃气。我只不过是点燃该气体的一种工具或媒介。没有人能够制造或发明一个真理。真理属于每一个人，并被广泛转播，就像我们呼吸的空气一样。成为火炬的点燃者而不必征求燃料制造者的同意，这已经足够令人愉快了。而做到这一切，需要越来越多来自"超级能量"的勇气。

唤醒你学习的天性

> 学习，就是把你生命中已经存在着的渴望和天性开发出来。就像看一看世界的渴望让你睁开眼睛，就像婴儿学会走路。不要给自己设限，不论从何时开始，你都能学会很多东西。

人们公认这样的道理：年轻时什么都一教就会，而到了中年，脑袋就没有那么灵光了。所以有句谚语说道："你没法教一条老狗学会新的把戏。"

人们早就对这个道理习以为常，然而，种种约定俗成的东西并不是真理，这个老话也是一样。其实，如果你的思想水平不断增进和加强，那么学习一定会比你还在婴儿时期容易得多，也快得多。

无论什么时候，你都应该关注学习，关注如何学习的艺术。

其实，儿童的学习速度没有人们想得那么快。想想看，一个人从六岁到十八岁，十二年的光阴花在学习上，然而学到的东西却没有多少。十八岁或者二十岁以后的光阴被认为更加重要。如果一个人仅仅懂得六岁到二十岁之间学到的这点知识，他一定会被人看做是头蠢驴。

其实学习的艺术并不难领悟，每个人不论知识水平、职业贵贱，甚至不需要老师，也不论你身处中年或是年纪更老，只要你用心就能够掌握。

第一，他们必须有学习的渴望。

第二，要把"我不行"的想法清除出自己的大脑，还要把"我们太老了，已经学不动了"这类想法统统扔掉。

第三，要轻松愉快地完成学习的任务，一旦觉得疲劳和厌烦，就立刻停止，把学习当做一项娱乐，而不是一项苦差事。

第四，他们不允许其他人对他们信仰的真理有所质疑，因为这真理会赐予他们永久的力量。

第五，他们把自己的思想集中在对成功的渴望和追求上；无论何时，人们都应该具有这样的信念："我想做的一定能够做到。"

其实，在任何年龄都不应该存在"悬梁刺股"这类事。真正的学习是非常愉快轻松的心理体验，就像可爱的小动物激发了你的好奇心，或是一个有趣的人迷住了你。其实，当你被一朵美丽的花所吸引，你已经在学习和研究它的结构了；而当舞台上的演员吸引你的注意时，你也正在研究他们的表演技巧。

所有的兴趣其实都是学习。当你对某件事物感兴趣时，你在无意识中就会仔细观察它，你的思想就集中在它上面。无须刻意地记忆，你就能记住它的所有特征和性质。这种无须强制的方法，才是真正的学习。

所谓的努力学习，就是努力去产生兴趣，换句话说，就是努力对世界产生爱。如果一个孩子被逼着去学习，最终一定会由爱生憎的，这也是很多孩子讨厌功课的原因。

无论是艺术还是商业领域中那些先贤们，他们所取得的成就，毫无疑问自然是非常有价值的，不过，那也仅仅是可参考的价值，而绝不是不容更改的金科玉律。特别是在艺术上，"经典"常常会极大地压抑后人的原创性。一些刚入门的学习者们就委婉地抱怨道：给他们造成最大限制的，往往就是那些著名的"大师"，如果你想要超过他们，就会被认为是疯子。

对真正的天才来说，他们脑子里根本就没有"大师"两个字，也没有任何别人定下的陈腐规矩。天才为自己也为他人创立"规则"，文学上的莎士比亚、拜伦、司各特和军事上的拿破仑都是如此。也许，你的思想中也早已播下了天才的种子，一些前所未见的新艺术、新发明，随时可能脱颖而出，让全世界为之震惊。

喜欢观察风云草木、山川河流的人们，其实都在无意识地模仿大自然的色泽、形态、气质，因此培养出了对绘画的品位。

也许你会说："艺术家的天才都是与生俱来的。"可我要告诉你："这是因为他们献身于艺术，他们在艺术中发现了真正的自我。"

你依然回答："但是如果我对一朵花或是一种风景感兴趣，这也不代表我能够把它们画出来。"

其实，你可以做到，只要你真正想要做到。不过，到底应该怎样达到这个目标呢？

你可以从一天里抽出一个小时，或是半个小时也行，就算是十五分钟也可以。你可以从任何地方开始，因为世间万物都有可能是一个契机。试着描摹一片落下的树叶、一块石头、一把锁、一段木头、一个盒子、一些碎砖。即使是泥土中的碎砖，也有着自己独特的光影、颜色和形状，它们的存在，就如同一座大教堂的存在一样，特别是对绘画者来说，碎砖是比教堂更好的起点。用一支秃铅笔，从一个旧信封的背面开始吧，走上正轨之后，每一分钟你都会有收获。你会惋惜，以前竟然白白荒废了那么长时间！

然而，你做的这些都不过是为了娱乐你的思想，就像小孩子玩的接球游戏，或是台球高手握着球杆半个小时，或者是驯马师在比赛之前给马匹的训练和锻炼一样。当这项练习变得令人厌烦时，或者那些碎砖在纸上总是看起来不像原物，你可以先将它们放下一会儿，让你重新积蓄耐心，然后开始临摹其他东西———段木头、一棵树，或是别的东西。

这时你会说，我应该去找位老师，这样才能熟悉"艺术的原则"，不再横冲直撞，眼前一片漆黑，步履蹒跚，事倍功半。

其实无论学做生意，从事艺术或手艺学习，一切都要靠你自己。在摸索过几个星期之后，你就会产生一些蕴涵着智慧的问题。这就到了要去求教老师的时候了。只有在你自己心中对艺术或是科学产生兴趣的时候，老师才会有作用。如果没有问题，那么要解答问题的人又有什么用呢？

你不能教一只狗学绘画，因为狗的智慧并不是用来欣赏和描摹大自然的，但是你却可以教狗去拉雪橇，或是教它叼回猎物。为什么？因为狗具有这样的天性和渴望，这是与生俱来的，驯狗的人只是将这种天性开发出来了而已。

有些人比狗还不懂得欣赏自然，当然教他们绘画无异于对牛弹琴了，因为他们既无天赋也无渴望。

也许你又要问了："那么人们的渴望可以被当做他们能够如愿以偿的证明吗？"

我会告诉你：的确如此。渴望往往就是能力的证明。当然，这种能力可能会被各种因素压抑下去，比如恶劣的健康状态、精神上的委靡不振、敌意的环境，等等。然而，所有阻碍中最严重的就是，对于自己能力的无知，还有对于"渴望越强，能力越大"这一法则的无知。

当你是个婴儿时，你是怎样学会了走路和说话？如果你不是拥有与生俱来的行走和说话的渴望，那么谁又能教会你呢？你求助过走路教师或是说话教师吗？你难道不是在多次的失败和跌倒之后才学会它们的吗？其他方面的学习也正是如此。

还有，如果你把小孩子放在游泳池边，然后让他们自由行动，常常会是这样：他们就会像学习走路一样，自然而然地学会游泳，因为在他们体内有着渴望游泳的天性。如果他们看到了一个优秀的游泳选手，他们会下意识地模仿他的动作，而且这会给予他们极大的快乐。这名游泳选手就代替了老师的作用，因为孩子们焦急地想游得更好，就像渴求知识的学生一样。

想想看，要是把学走路变成一种"规则的学习"，该是如何复杂？首先，你保持身体平衡，尽量不要摔倒。然后，把重心移到一只脚上。第三步，移动你的身体。最后，选择你要前进的方向。

如果你决心学习绘画，对自然和艺术都非常热爱，你首先要花工夫去观察河流山川、风云草木。你要一边观察一边思索，心情随着天空中千变万化的云而起伏不定。随着你的观察，你会发现每天大自然的面貌都不一样，甚至每个小时都会发生变化。你会忽然发现这是一种新奇而隽永的快乐，不需要付出金钱的代价。同样的快乐，也会出现在你研究其他画家、作品还有技法的时候，只要你的兴趣慢慢转移到他们身上，这些趣味会立刻显现出来。

这条原则对于艺术和机械的各个分支都一样适用，甚至对世间的万事万物都一样适用。当然，你最好还是将自己的精力放在最感兴趣的道路上。如果你入错了行，到了现在又想追寻真正适合自己的艺术，那么只要你在闲暇时抽出十五分钟去慢慢培养就可以，从现在起，开始吧！

你在无聊时随笔涂鸦的碎砖可以作为绘画，你随手用水果刀刻出的木头可以当做雕塑，你在吉他上信手奏出的一串音符可以当做音乐。因为你必须从最简单的阶段开始起步，就像没有学会走路之前，你只能爬行一样。在到达完美之前你一定要经历一些不那么完美的阶段。

因为，当你这样起步时，你实际上在和一件比任何乐器和画笔都要复杂的东西共舞呢，那就是你的思想。

当我们这样起步时，我们不仅是学习一种技能，我们也开启了很多其他方面的能力。我们开始调动种种手段和途径，想办法吸收各种帮助，来提高我们的技艺。我们不必希望在一小时、一天、一个月，甚至一年里就获得成功。但是只要我们坚持不懈，最终成功会降临的。也许在中途我们会感到疲劳和沮丧，也许我们回头看看发现自己还在原地踏步，甚至有所退步，也许我们开始失去信心。我们想到放弃，我们心生厌恶，而我们天生的惰性又扩大了这种厌恶的感觉。

这样做是错误的。要知道，即便我们一次次倒在前进的道路上，然而通过我们不懈的努力，我们还会向着自己的目标前进。如果我们暂时看不到进步，那是因为它并不是出现在我们期望的方向上。也许是我们心理机制上的一个螺丝松了，而这个螺丝正代表我们的思想出现了问题。

也许我们太过焦虑和急躁了。我们常常在思想还处在狂躁状态时就拿起了画笔和画刷，我们太急于求成，然而自己的技巧又不能让我们倾泻出自己全部的情绪。

所有这些情绪都是对完美状态的破坏，它们占用了太多精力。最可能的结果是我们无法追求到自己想要的结果，我们将自己的努力掷入尘土，几个星期不去碰它。但是最后，当我们情绪低落时，又会重操旧业。事实上我们几乎没有办法把自己的心情调整到绝对理想的状态，然而生命总有那么几个瞬间是完美的，在你看到自己创造出的一些新东西时，在我们达到自己预设的目标时，在我们惊喜地发现一种神力推动我们不断前进时。

这是一个伟大的秘密——一个我们从来没有解决的秘密——这个秘密指向我们内心的深处，指向我们的思想，不仅我们的身体和智力在为这个秘密服务，当时光逝去或是我们沉睡的时候，这个秘密仍然是我们生命的中心。

这强烈的渴望，永不停止的追求都是心灵里的一粒种子。它在心灵中生根发芽，一刻不停地生长。然而为什么我们从来没有察觉呢？也许是它不愿意被我们知晓吧。有一个伟大的法则支配着它。如果你愿意睁开双眼，这个法则也会指引着你走上神圣之路，追寻生命中的快乐。但如果你执迷不悟，这个法则也会将你引入悲惨的境地。

在"游戏"中获得成功

> 做任何事情，都需要带一点"艺术家的心态"。当我们培养出自己的"爱和美感"，我们才能有真正的进取心。我们通向成功的路不再是"受苦和坚持"，我们会在游戏中获得成功。

不论艺术界还是商界，以及任何其他领域，成功的法则就是集中精力、坚持不懈地向一个目标奋斗，然而又举重若轻，好像游戏和娱乐一样对待自己的事业。

当我们喜欢的事业变成"艰苦的劳作"时，那我们就会止步不前了。我的意思是，·你无论在身体上还是精神上，都要带着愉悦投入工作。无论你是男性还是女性，无论你是在筛沙还是在打扫楼梯，只要保持着饱满的兴趣和有力的身体，这样的工作就像做游戏一般，而且也会更加容易走向成功。当你的身体疲劳不堪但是仍然强撑着去工作时，工作就变成一种苦役，而且很容易搞砸。虽然职业有高下之分，但对于无论是搬运工还是米开朗基罗，原则都是一样的。

学习的艺术，很大程度上就是制造娱乐和兴趣的艺术。这可并不像说起来那么简单，它关系到一个人持之以恒的耐心。

难道游戏还需要耐心？是的，我正是这个意思。当我们学会自娱自乐，欣赏自己身边见到的以及正在做的种种事情时，这才是我们全神贯注的时刻。当我们忘记耐性这个东西时，恰恰是我们最富耐心的时刻。

这种"忘掉耐心、忘掉坚持"的态度，正是我们需要培养的态度。因为态度决定了你努力的特性和质量。

比如，当一个画家把心专注在自己的画作上，任何一个错误、一处瑕疵，也许都有着他心理上、情绪上的根源。当他的妻子向他索要更多金钱贴补家用时，可想而知，他拿起画笔时，心中便焦躁不安，结果呢，他把一个原本该是四英尺高的女人画成了十二英尺，这彻底毁了整幅画的构图。

或者一个清洁女工也会带着她的情绪清扫楼梯，将她的情绪堆积到楼梯的某一个角落。哪儿？当然是那个满是灰尘的阴暗角落。因为她急切地想通过工作宣泄自己的情绪，或是对微薄报酬的不满，或是挂念自己卧病在床的孩子，或是她身体虚弱不堪、腹中饥饿，却要强撑下去工作来赚钱。

还有些人讲究"实际"，鄙视"虚荣的艺术"，对于"生意"以外的事情都不屑一顾。朋友啊，其实这种情绪的训练对你依然十分重要，比如当你去找你的兄弟哈德·卡什，为一桩生意讨价还价时，他的头脑冷静，富于自控能力，从不急于求成，只是坐在自己的椅子上轻描淡写地和你开着玩笑，而天平上正有几百万美元在流向他那边。他是个会保存自己实力的人，总是能做成最合算的生意。他正是从精神法则中取得了这样的成就，这条精神法则可以运用到各个方面，其中，如今我们称为"邪恶"的手段往往比那些"善良"的手段收效更佳。

那么我们如何让我们进入到最佳的情绪状态中呢？这就要求每时每刻都要祈祷它、渴望它。不管我们身在何处，我们都可以拥有最真挚的渴望。随之就会产生一种思想，将我们渴望的原子添加到我们身上，给我们增加力量。这种原子永远不会消失。记住，**我们身上都有着恐惧的本能，同样也具有惊人的潜力，所罗门写下当他发现人们体内潜藏的力量时，他被惊呆了。我们也应该充分认识到自己的力量。**

也许这个问题应该被提出来："当成千上万的人都在饿肚子时，鼓励人们从事艺术到底有什么用？"换句话说："教人们那些填不饱肚子的技艺有什么用？"

其实，艺术有着莫大的作用。正是艺术、艺术欣赏和艺术兴趣的培养，改善了人类的天性。

比如，对那些穷孩子来说，他们需要更好的环境，更富于营养的可口食物，更舒适的住宅，更清洁的衣服。但是，他们如何才能得到这些呢？通常所说的"压迫"，就是强壮压迫瘦弱，富人压迫穷人，这些都是因为穷人只会满足于肮脏的窗户，满是泥水的后院，破旧的衣服和西红柿罐头。那些慈善捐款不过是从一个富人的口袋转移到另外一个富人的口袋罢了，仅仅是杯水车薪而已。

如果你在冬天给穷人家半吨煤，会让他家里暖和一小时，可利润却进了煤炭公司的口袋。其实，人们更需要一些更高级的热量来温暖他们的心灵。如果你鼓励那户人家的孩子去画画，让他们明白自己生活在一个美丽的世界中，很快，他们就会厌恶自家满是污泥浊水的后院，厌恶破旧的衣服和西红柿罐头。这些孩子将看到自己心中神圣的力量，激发起他们进取的决心，让他们召唤出自己的无限潜力，然后让他们去追寻自己的美好前途。很快，他们就会远离街边的施舍饭食处和廉价小酒店了。

如果他们能培养出内心的爱和美感，那么他们也会培养出自己表达爱与美感的能力。只要他们追随自己内心的目标，无论是用笔还是歌喉，绘画还是雕塑，无论是当清洁工、演员、演说家、音乐家、工人还是园丁，通过自己独有的道路，他们最后都会比别人成功。不仅如此，当他们工作时，整个世界都会拥抱他们，给他们带来好运和快乐，以及财富。

我们只有将自己的潜力充分发挥出来，才能明白自己的力量到底有多大。任何人体内都蕴涵着惊人的能量和天赋，这些力量可以用来造福整个人类，我们时时刻刻可以感受到这股力量，只需要一个爆发出来的契机和愿望。然而现实却是，你经常用一句"我不能"就可以将这股力量压抑下去。

"没有用的"这是一句荒谬的话。我们每个人都是一座宝藏，蕴涵着巨大的力量和财富。我们要用这些力量和财富造福社会，通过一条神秘的道路——最原始的精神是最微小的原子，最微弱的活动，只要经过长期不懈的努力和渴望，就会积聚越来越大的力量，组织越来越完善的机构，产生越来越多样的可能性。当人们降生时，最初是不知道自己体内的财富的，也不相信自己的力量，直到他们眼前的黑布被揭去，他们才会意识到自己体内的神性，一种永恒的生命，永恒的生长和永恒的欢乐。

七
每一天都是"新生"

　　新生，意味着永远上升的生命，意味着一种自我更新的能力。那就是：当你每天早晨醒来时，发现身边的一切是那样美好！每天的阳光照耀，对你来说都是一种荣耀。而你无论在哪里休息，都能感觉到山川河流、花草树木、飞禽走兽、日月星辰……自然界的一切事物中，那澎湃的生命活力和灵性。

　　新生，意味着每天都有新的思想充实着你的内心，你为自己生命中的无限可能和潜力而欢欣不已。重生，意味着你远离了那种为了物质生活而苦心经营的状态，于是你不必再处心积虑、劳神费力。你会自由自在，你的身体和精神都会得到放松。你最终从天地万物那里得到了宁静和幸福，得到了生命与力量。

"上帝从不哀悼往事"

> 马福德反对人们追忆过去，因为它的害处一言难尽：它不仅给人们带来忧伤，它还是疾病、衰退、无知甚至事业失败的根源。自然和宇宙中没有什么是静止的、倒退的，它们总是在进化、发展，所以，万物之灵的人也必须"向前看"。

许多人经过几年努力，取得小小成就之后，就开始喜欢怀旧，常常遗憾地回首往事。

"向后看"是"物质思想"的主要特点之一。它喜欢回首往事，哀悼往事。在对逝去的快乐的回忆中，它感到绵绵不绝的哀伤，因为过去的快乐永远不再回来。

如果你想在生理和心理上节节败退，那么你的后半生可以保持这种悲观情绪，生活在遗憾之中。所以，我们要学会"向前看"。

然而真正的自我或精神，不会那么在乎自己的过去。它追求改变，希望自己的思想在一年之后会是不同的样子。它希望在一千年后忘记今天的人和事，因为它知道如果记住自己的愿望越强烈，就越阻碍它迈向更大能量和更多快乐的步伐。

谁在乎你一千年或五千年前的样子？尽管你当时很了不起，但那已经不是现在的你了。你在好奇心的驱使下可能回答自己以前是什么。没错，但如果这种好奇心的满足必须以挖出你的一百多具尸体为代价，那么这种好奇心还值得满足吗？

那些逝去的自我，那些消失的存在，已经为你完成了自己的使命。当你这样做的时候，它们给你带来的是痛苦而不是快乐。尤其是它们带来越来越多的痛苦、剥夺了你的快乐的时候，你还希望背负着回忆和痛苦的重担吗？这就像一只小鸟坚持把孵出自己的蛋壳带在身边一样。如果你无法抛弃回忆，那就请求"超级能量"的帮助。如果你想变得憔悴、苍老和懦弱，就立即生活在你的过去之中，为你的青春岁月而哀伤。到你二十年、三十年或四十年前住的房子去看一看；回忆和哀悼逝去的亲人；生活在你曾经的快乐中，感叹快乐已经远去，永远不再回来。

在做这些事情时，你紧紧地束缚了自己。如果我们带着前半生的回忆进入后半生，那么我们就会生活在这些旧人和旧事之中。年轻人朝气蓬勃，因为他们没有背负着悲伤的回忆。一个女孩是漂亮的，因为她没有悲伤的回忆。如果一个女人开始背负起二十多年前的回忆，那她就开始变老了。

你的精神要求身体运用优雅、敏捷的动作和优美的姿势，因为精神是在"上帝的想象"和"无限思想"中创造出来的，美丽、优雅和敏捷是无限思想的一个特征。那我们称之为童年或青少年的阶段，精神有机会维护自己对美丽和优雅的渴望，因为它还没有背负错误的信念和悔恨。

但凡十几岁的男孩、女孩都活泼、好动和敏捷，因为他们抛却了上辈子的记忆，他们的精神因为卸下了回忆的重担而喜悦。而对成年人来说，过去三四十年的伤心往事和错误的信念，已经成为你的沉重负担，如果你能够卸下这个负担，那么你的身体也可以像年轻人那样矫健敏捷。

你现在就可以在"超级能量"的帮助下卸下重担，抛弃一切令你伤心的往事，抛弃所有令你感到伤心的回忆。

上帝从来不会哀悼往事。你作为一种精神存在，也是按照他的想象创造出来的。上帝永远充满活力、快乐和平静。这些性格特点你拥有得越多，你就离那美好的"无限思想"越近。

如果你最爱的人已经不在人世，你的悲伤对他们是毫无益处的。如果你认为自己"失去"了他们，那么你就在你和他们的思想之间掘了一道鸿沟。你这样做的时候，不仅引起和增强他们的悲伤，而且把他们的悲伤带给你自己，就像许多人在哀悼之时所做的一样。我们能够为他们做得最好的事，就是把他们当做像我们一样活着的人。请在你的脑子里，把他们的坟墓、墓碑、棺材、寿衣全部清除吧！如果我们做不到，那就请求"超级能量"帮助我们去做。我们通常认为那些失去肉体的人们已经逝去了。如果我们这样想，那么我们就给自己招来了"死亡"的思想。

远远离开墓地吧！尽管在有些人看来，这样的做法太冷酷无情。然而要知道，你逝去的爱人并不在墓地里，墓地是一个最不该去的地方。因为它充满了哀伤、死亡和腐朽的气息。当你来到墓地时，你就把这种气息带到了自己的思想中。它是生命力的死地，会扼杀人生中的青春、活力、弹性和乐观。

在墓地里，我们用石头掩埋朋友脱去的躯壳。我们在石头上刻下了"死"这个字眼。不！那是不对的！你的朋友并没有死。躺在坟墓里的只是他使用过的外壳。可现在，这座坟墓根植在你的记忆中，你以为你的朋友就躺在里面。当你忍不住想起或重访墓地，或者头脑里出现朋友在棺材里腐烂的情景，你一定要管住自己，告诉自己生命是永恒的，宇宙中根本不存在死亡。

我们需要尽量把思想集中在生命力和生命力的增强上——生命活力的增强远远超出我们的想象。它并不是通过向后看获得的，而是向前看。

每一种遗憾、每一个哀伤的思想，带走了我们太多的生命力。它们是一种负面的力量，会增加我们的痛苦，使我们的思想蒙上一层悲哀的色彩，而且你运用这种力量的时间越长，这种色彩就变得越黑暗。

而且，当我们追忆往事，并把现在与过去作比较时，我们就把自己带回属于过去的精神和思想状态中。如果你不断地沉迷于这种感觉，那么你的身体将受到疾病的侵扰。疾病，正是由我们长期悲观的思想状态所带来的。如果我们向前看，就可以避免疾病的困扰，身体也将比以前更加健康。如果我们总是向后看，就会给身体带来恶劣的后果。

在商业界，那些富有进取心、积极向上的人从不把时间浪费在怀旧上。如果他这样做，那他的事业必然遭到挫折。他的思想是向前看的。如果他沉浸在"悲伤的往事"中，那他的事业将会倒退。他通过这条精神法则取得成功，尽管他可能不知道这一点。

你可能会说"我已经失败了，我将永远是一个失败者"，只是因为你总是沉浸在悲伤之中,生活在你的失败之中,所以你越来越失败。改变这种思想态度,通过其他方法去运用它,生活在将来的成功之中。

你为什么说"我总是体弱多病"呢?因为你在向后看,生活在你的过去,因而给你的身体带来更多的疾病。

我曾听见有人说这样的话:"当这个世界还年轻时……"好像这个世界已经年老,并准备衰亡。实际上,无论是人类或动植物生命力的增强和改善,都显示出这个世界前所未有的青春和朝气。青春就是生命力,是美丽和力量的不断成长和增强,而不是原始和粗野的开始。

所谓的"贫瘠的岩石"中,包含着孕育花草树木的元素。岩石的一部分进入花草树木之中,它会增强还是减弱生命力呢?它只会给生命带来更多的美丽和能量。我们年龄的增长也是如此。岩石破碎了,却进入了更高级的境界。旧思想也必须被打破,给新思想让出位置,让我们的精神焕然一新。

自然和宇宙中没有什么是静止的,没有什么是倒退的。一股巨大而无限的力量和智能,推动万物向着更大、更高级方面发展,包括你在内。你也是这种力量和智能中的一部分。你蕴涵着一种能量,供精神使用,以防止身体衰亡,以及用来做一些在今天看来仍然是天方夜谭的事情。

精神永葆青春是一笔永恒的财富,身体"衰老"了,并不意味着你的精神也"衰老"了。因为,精神是不会像物质那样衰老的,就像阳光永远不会衰老一样。如果你的身体已经"衰老"了,那是因为它是物质,是你错认的"自我",而事实上它只是个躯壳。

当我们学会永远向前看,寻找更大的快乐,而不再向后看,并抛却逝去的往事,那么我们的外形将远比现在更加美丽、优雅。

因为我们的身体会反映出我们的思想,我们的思想将永远集中于那些美丽而匀称的事物上。我们知道即将到来的是什么,知道"无限思想"将战胜过去的一切。

如今,大多数人对待思想的态度正好相反。他们对神学家所谓的"上帝"没有信心。他们心里总是对自己说:"我们将不再像过去那样拥有快乐。我们的青春已经逝去。我们的未来将是平淡无趣的,就像灰尘一样。"

事实上，身体的死亡并不是生命的终结。一位七十岁老人的生命并不会在坟墓里结束，而是一直延续下去。正如我们在此对他的称呼，这位"老人"在失去身体之后仍然会在生命的另一头觉醒。如果他和其他自认为已经"年老无用"的人一样，带着哀伤回首往事，生活在回忆当中，认为自己"年纪大了，没法学习了"，认为自己即将走到人生的尽头，那么他在精神世界里只不过是这样一个老人。一具破旧躯壳的死亡，并不能立即带来青春，就像一棵树倒下了，它还需要一段时间去酝酿新的生命。

然而，他不会永远停留在这个状态。为了做到这一点，他不仅必须离开破旧的身体，而且要抛弃陈旧的物质思想。当他得到一个崭新的身体(或者投胎转世)，他的精神就会抛弃陈旧的物质思想，因为他失去了所有伤心的回忆和遗憾。

在男人思想中，自己应该是个男孩。女人思想中，应该把自己看成是个女孩。你在精神上可以永远是一个男孩或女孩，这绝不会显得愚蠢可笑。于是，你就在成熟和睿智之上，增加了年轻人的活泼好动。

有的时候追忆往事，暂时地沉浸在往事之中是有一些作用的。有时我们被暂时推回过去某种思想状态或者一些经历，这是为了现在更好地活着，并撕碎仍然缠绕着我们的错误信条。

我们可能重游故地，或者拜访一些阔别多年的人。在这个过程中，一些与这些人和事相关的情感，或我们认为已经抛弃了很久的旧习惯又恢复了。我们暂时被过去的生活吸引和吞没。我们恢复了过去在那些地方或面对那些人时的精神状态。

然而不多久，在旧思想长期消失或失去反抗能力的时期内成长起来的新的思想、新的自我又回到我们身上。它对狭窄的生活、错误的信仰和枯燥无望的生命感到厌烦和憎恶。它（精神）拒绝与陈旧的事物打交道。

接下来，我们的新旧两种思想将产生冲突，结果是带来身体短暂的不适。我们的旧生活或旧的自我就像从坟墓中钻出来的一样，试图绑缚新的自我甚至控制它。新的自我带着恐惧与死尸进行搏斗。它通过死尸看到了旧的自我残留的碎片，这些碎片一直跟随着自己。我们不可能一下子抛弃所有的错误信念。我们以为自己已经完全抛弃了它们，却下意识地保存下它们的一些碎片。这些碎片是旧思想和以前的精神状态的残留物。你的新思想觉醒了，并将这些残留物清除出去。清除残留物的过程往往伴随着身体上的不适，因为你的精神可能用尽所有的力量与旧思想的残留物进行搏斗，就像你用尽全身的力气去跟一条蟒蛇搏斗一样。

我们的错误信念必须被清除，这样新思想才会来临，并占据支配地位。如果你的精神总是带着错误信念的毒汁，还洋洋自得，那你终将陷入毁灭的深渊，就像许多人一样。

当你在一座房子或城镇里住了几年，你就创造了一个属于那个地方的精神自我。你在那里司空见惯的每一间房、每一棵树、每一条路，或者其他东西都是这个精神自我的一部分。你在那里认识的每一个人都在这个精神自我中占有一个位置，并在遇见你或与你交谈时牵出这个精神的自我。

你在多年以后重游故地。在这些年里，你已经彻底地改变了原来的信念。你给自己带来了一个全新的思想。然而当你遇到每一件熟悉的事物，那个从前的"你"又将重新出现。它会从朋友以前居住的房子里走出来，尽管现在这座房子里住的是陌生人。

你会在多年前常去的乡村教堂、上过的学校以及你熟悉的每一条铁轨或篱笆上看到它的影子。当那些老熟人谈起你二十年前的样子时，你同样会"看见"它。每一个熟人都会增强你对旧的自己的印象，你与他们在从前的世界里交谈。这时，你忘记了现在的自己，忘记了现在的思想和信念。你把新的自我抛在一边，不愿打扰朋友发表见解，以免引起他们的不快，或显得唐突。

你可能遇到二三十个熟人，他们只知道你的过去，你那个旧的自我开始行动，新的自我受到压抑。这使得旧的自我暂时变得很强大。然而你无法长久保持这一状态，无法从旧的自我的残留物中孵化生命。如果你试图这样做——如果你试图做回从前的自己，或过着以前的生活，那么你的精神会变得压抑，并可能带来身体上的疾病。你会发现：即使恢复了正常的生活，你的思想却早已远去了。你会发现自己的身体又患上了以前得过的病。不过，这些病痛并不是真实的，它们只不过是从前的"你"试图用于束缚你的旧思想和错误信念。

我最近去了一个二十多年前住过的地方。我在那里度过了少年时光，那时我的思想和信念与现在的完全不同。

我发现这个地方死气沉沉的。我的大多数熟人都已经逝世，他们都躺在墓地里。但我从逝去的同龄人身上，领悟到更多死亡的含义。那些活着的人，他们也失去了年轻时的雄心壮志和冲天豪气，他们把自己定义为"正在衰老的人"。他们生活在过去，不断说起过去的所谓"美好时光"，并将现在和将来与过去作比较。他们的思想仍然是我二十五年前离开时的状态。

我暂时被他们这些"旧相识"的思想流所吸引，与他们谈论过去的事情，并在那里住了一段时间。在每一个角落，我都会看到一些事物，把我带回过去的生活里。

然后我来到墓地，和那些躺在那里的熟人们打个招呼。我就这样度过了几天，无意识地唤起一种悲伤的回忆，这种回忆，无疑是带领人们走向衰亡的向导。

于是我心情抑郁，接着得了奇怪的病症，身体变得非常虚弱，我几乎无法承受。我全身不停地发抖，眼泪总是模糊我的视线。

为什么会这样？因为回到过去的生活，我恢复到以前的思想状态、我的旧思想、过去的我。

而我离开之后，成长起来的新思想不能接受旧思想，它努力地把旧思想驱逐出去。正是这个过程导致我身体的不适。这两种力量之间发生了冲突，一种力量想进来，另一种力量却阻止它进入，我的身体成为它们的战场。当发生激烈的战争时，没有一个战场是太平的。

没有亲身经历，就不能真正学会这一课。我不仅看清了重游故地所带来的害处，也第一次认识到我已经下意识地生活在过去，因而无意识地消耗那些本应用于取得进步的力量。

通过这次经历，我还懂得了自己在重游故地之前心情抑郁的原因，那就是我的精神已经停留在现在的居住地，并按照环境的改变来活动。当物质的自我到达以前住过的地方时，精神活动的改变达到顶峰。

在我意识到之前，这一切改变都已经在我的精神里完成了。希望没有人因为我写了这些精神法则方面的书，就能够完全按照精神的法则来生活。我也会犯错误。我有时也会掉入陷阱，然后爬出来重新开始。

能量来源于带着希望向前看——期望和请求更好的结果。这是"无限思想"的法则，当我们按照这个法则来做时，我们就会生活在"无限思想"中。

大自然尽快埋葬死亡的东西，使之从我们的视线中消失。然而，我们不如这样说，大自然把无用的东西转变为生命的其他方面。活着的树木在每一次大地回春时都会长出新的树叶。它与已经枯萎的落叶不再有任何关系。它不会把枯叶积攒起来，带来伤心的回忆。当树木不再长出嫩叶或花骨朵，它就被转化成另一种形态，进入其他花草树木体内。

我的意思并不是说，人必须抛弃一切回忆——只要抛弃悲伤的记忆即可。只要你愿意，尽可以生活在任何曾经给你带来快乐的回忆中。这些回忆可以是茂密的森林、碧绿的田野、纷飞的细雨、湛蓝的天空和翻滚的白浪，以及其他许多大自然的美景，它们与你的生命相互关联，能带给你快乐和益处。这些并不是悲哀的过去，而是充满生机、活力、美丽和健康的，是属于今天的。

但如果任何一个悲伤的阴影侵入，你必须不断地阻止它、拒绝接受它。它并不是乐观的和散发出生命力的一部分回忆。如果你给它机会，那它就会成为遮住整片天空的乌云。

幸福的原理蕴藏于思想的控制和健康生活之中。

当你的思想从长期习惯的思维和生活的阴暗面中转移出来，你将惊讶地发现，曾经给你带来痛苦的地方却给你带来了快乐，因为你清除了某些不健康的思想。然后你可以带着回忆故地重游，只生活在过去充满阳光和生机活力的部分，拒绝"令人悲伤的改变"和"失去的一切永远不再回来"之类的所有想法。我已经用自己的亲身经历证明了这一点。

允许那些伤害你的东西进入你的思想有什么用处或意义吗？上帝会赞扬任何一种自我毁灭或自杀行为吗？悲伤除了损害身体之外毫无用处。

活出崭新的自己

> 只有放弃过去，才能面向未来。马福德提醒人们：要增
> 强我们的精神力量，要把我们的精神专注在有益的事业中、
> 生活的愉悦中，这样才能把一切"陈旧"抛在脑后。

只有适当地遗忘，才会让新观念进入你的思想。

在过去的生活中，你曾经见到过各种事物，经历过各种事情和场景，对你来说，忘记它们也许对你更有益。遗忘，才会让新观念进入你的思想。而这新观念就意味着新生活的到来，如果总是执著于回忆，那么你会忽视很多新观念，也就错过了新的生活。

说到"遗忘"，我是指你应该避免生活在过去悲伤的记忆中，绝对地忘记或者完全从记忆中删掉那些不开心的往事，直到你再也想不起它们为止。因为你所目睹、学会、感觉到或听到的一切都被储藏起来了，而且能够在固定的场景里重现，因此只有做到彻底遗忘才不会再想起那些悲伤的回忆。

如果说有什么更好的表达方式可以代替"遗忘"这个词，那就是你应该培育力量，这种力量能够让你忘记那些不开心或者你觉得没必要再想起的记忆。

然而，要绝对地删去你记忆中的一部分是不可能的，因为记忆已经成为我们精神世界的一部分，我们的精神世界，是由过去所有的经历以及随之而来的记忆组成的。在这些记忆中，有印象深刻的，有模糊不清的，大部分都埋藏在我们脑海中看不到的地方，但是只要某种经历过的场景再次出现，我们就会立刻从记忆深处找到相关的回忆。而从过去的经历中总结经验教训，对我们来说是有意义的，不过，一旦我们从这些经历中

获得了经验教训，那么再重复同样的错误就是无意义的了，尤其是不愉快的经历。

如果你在这种记忆中生活，实际上就是在不停地重复，很多人都这么做，他们对过去的不幸和失望念念不忘。

还有些人喜欢感伤地追忆起过去的青春年华，这与他们颓废的中年时代相比是多么的多姿多彩和充满欢乐。生活在青春时光的美好回忆中，就像你希望的那样，这对你目前的生活状态是有帮助的，但是千万不要将它的美好和新鲜与目前的黑暗作比较，这只会让你更加悲观。

没有哪个一天到晚回忆的人，能够保证身体健康，并好好享受生活。也没有哪个人会愿意永远只活在过去，不面对未来。如果这样，他们只会积累更多的陈腐思想，这些思想会显示在身体状态上，他们的肉体，包括骨头和血液就表现出一种僵化、迟钝的状态。

在回忆的重压下，我们的生活必然变成一团乱麻，充满悲伤。但是心灵有种本能，它知道如何拒绝那些对我们无益的旧观念，它会自动吸收新思想，让身体获得更新。

实际上，你在做每件事之前，都应该首先判定它是让你高兴的还是让你悲伤的。这么做了，你就不会再陷入无益的回忆中。

有一条极管用的座右铭，那就是："将所有的不愉快都抛在脑后吧！"因为，所有的成功都是建立在这条座右铭的基础上。

那些不再按照旧观念生活的人，正在奋力朝新生活前进，他们果真获得了极大的成功。但是那些前几年曾经把握住新思想的人，他们不知道现在这些思想已经过时了，因此他们实际上还是落后的。虽然他们仍能赚大把钞票，但是他们的事业已经遇到了瓶颈，这种局面源于思想观念受到了制约。

如果你昨天因操劳过度而虚弱和病痛缠身，那么不要将这种虚弱的思想带到今天的工作状态中，忘掉它们，远离它们，并奋力向坚强、良好和充满活力的身体状态前进。

如果你总是向后看，其实你依然生活在过去的虚弱和麻烦中，你实际上正在重复相同的虚弱和麻烦。在每天的开始，你应该不断向前方的新事物前进，朝着你所急需的强壮和健康前进，你就会为自己创造出实现这种健康状态的条件。

如果在开始这种尝试的第一天你并没有收到理想的效果，请继续尝试，只要坚持下去，你所找寻的状态就一定会适时到来。

也许你心里会问："可我们怎样证明思想的力量呢？它从来没有出现过，反倒衰朽与死亡是那样真实！"

可我相信你能够亲自证明这些结论。如果你尝试这里提到的各种办法，最终获得一个有意义的结果，你一定会信服于这个规律。如果你亲自证明了这一规律的有效性，那么我们就可以说，只要继续遵循这方面的规律，就一定会得到更多有意义的结果。

一直活在过去，会让我们产生许多不合情理的偏见。比如很多六七十岁的老人，其实他们生活在从青年时代就养成的情绪和习惯中。他认为这些多年养成的习惯是最适合他的，他也曾经看不惯他曾祖父时代的流行服装：褶皱的衬衫、马裤、马甲和长筒袜，还有18世纪的锥形帽。反过来，当年他的曾祖父也同样会对他的"潮流"抱着嗤之以鼻的态度。几十年的时间跨度，引起了曾祖父和曾孙之间这两种截然对立的偏见，这个对立的关键，在于不同的时代造就了不同的潮流。

当然，一个人不可能如此迅速地适应流行时尚——例如在不影响自己心情和生活情况下，迅速改变打扮风格或者生活方式。因为充斥着你的眼球的流行让你不断地产生偏见、厌烦，这会让你的身体和精神拒绝接受这些新潮流。

有些人生活得"不合规范"，如果他没有扰乱别人，我们就不该将自己的常规观念强加给他，这是一种不合情理的精神专制，有这种思想的人，应该借鉴古希腊人那种"个性自由发展"的信条，只有这样，才能保证每个人的生活都会更加舒适。

有这样一群人，在遭遇困难时，如果他们当中有一个人首先提出了解决问题的方法，其他人会立刻提出异议，并在团体商议后，找出解决困难的最好办法，这也就意味着他们能够战胜困难。晚上躺在床上不睡觉，而是翻来覆去不断思考、计划和假设各种麻烦，这样过分地"未雨绸缪"，实际上是病态的强迫症。

我们应该花心思去打理属于自己的事业，反之，将时间花在回顾过去上，是一种麻烦和障碍，这会影响我们的精神，让我们的幸福烟消云散。回顾过去，就是将时间和精力用在了"破坏事业"上面，而且在我们前进的路上设置了绊脚石。

当我们享用饮食时，我们吃下的每一口食物都会产生相应的思想。所以当你进食时，一定要保持愉悦、充满希望的情绪，如果你无法保持那样的思想，也要尽量调整到相近的状态。无论白昼或是黑夜，都要渴望神力赐予我们那最高的智慧（也是最高的快乐和善），渴望这种智慧降临到自己身上。因为在更好的思想的帮助下，你可以渐渐走出迷茫和错误，你会步入正轨，去追寻一种完全不同的，更加适合你的生活方式和生存环境。

忧郁的情绪绝不会帮你挽回失去的朋友或金钱，反而会削弱你的思想和身体。忧郁的情绪不仅对你造成伤害，还会传染他人。一小时接一小时的满腹牢骚，坐立不安或是疑神疑鬼，都会使得我们愈发讨人厌。

这些情绪会影响我们的事业，比如尖酸刻薄的言辞往往会把顾客赶跑。牢骚不满和厌恶的情绪都是对你思想的折磨，而且空耗了你的精力——我们本可以用这些精力来娱乐自己，让自己的生活变得更加舒适。

为了避免忧郁，我们必须忘掉那些会令我们受伤的记忆。遗忘，的确是一种增强我们身心力量的重要方法。只有身体强健、思维清晰，才能保证我们在各个领域取得成功。

不仅如此，强健的身体和清晰的思维，也会给我们带来精神上的力量，而我们的精神力量会影响那些千里之外的人们，无论是我们的优点还是缺点。因为有种力量一直属于全体人类，而这种力量是不同于肉体上的力量的，它每时每刻都在起作用，无论身体是睡是醒。对这种力量，如果我们使用不当，它就会把我们推入悲惨的命运中。然而如果使用得当，又会使我们受益匪浅。

这种力量就是我们的思想。我们的每种思想都会对我们的健康和成功有所影响。之所以称为成功，是因为这是约定俗成的说法，其实我们说的成功另有深意，我们要的不是牺牲健康换到的成功，那不是真正的成功。

　　也许我们从来没有意识到：我们绞尽脑汁、呕心沥血地工作，我们疑神疑鬼地算计，其实不可能给我们带来成功，因为这种做法蕴涵着一种破坏性的力量，会榨干我们的心血，给我们增添烦恼，让我们损失金钱和人缘。

　　学习遗忘，就和学习记忆一样。我们每天脑海里的很多东西，也许全部忘记更好些。而遗忘的功效，就是清除出那些伤害我们的思想，进而把那些思想转化成有益的力量。

不要把财富变成垃圾

俗语说：旧的不去，新的不来。马福德正是持这样的观点，他认为"舍弃"是"获得"的前提。如果一个人保守自己过去的财富，就会阻碍他赚取新的财富。如果人们保守劣等的、陈腐的事物，就无法获得新鲜的、美好的事物。人们只有不断去增进自己的智慧与力量，才能实现物质财富的"推陈出新"。

长期以来盛行这样的观点：为了得到最大的好处，或者说为了"上天堂"，人们必须过贫穷的生活，因为只有"邪恶"才能给人优质的生活享受。

其实正相反，在将来，那些最成功的人、那些不断提升他们精神力量的人，才能更加"向上帝靠拢"。那美好的、终极的力量源泉，就是通过这样的力量来吸引人们，并为人们带来种种令人愉悦和满足的事情。

如果我们践行着"把一切事物的效用发挥到最佳"的法则，生活就会变成一连串的美好事物，它们是用来享受的，而非用来储蓄。**要知道自然界有这样的法则，它适合于植物、动物还有人，这就是推陈出新。如果我们想要向着新生活发展，我们就必须抛弃旧事物。**

如果树木顽固地保留着去年的树叶和果实，不肯让它们落下，在新的一年它又怎能生出新叶、结下新果？如果鸟儿们舍不得褪下旧的羽毛，又怎么能在换羽的季节长出美丽的新羽毛？这是对那伟大的精神法则最强有力的证明：旧事物必须抛弃，新事物才能到来。在人类灵魂的深处，就有这样一个非常奇妙、美丽的"铭印"。同样的法则，不仅支配着树木的生长、开花、结果，也支配着人类的精神。所以，你的精神才会以无限多样、无限复杂的方式工作着。

就像树木和鸟儿一样，如果你希望尽快地享用一件新衣服、一栋新房子，还有你想将周围各种各样属于你的东西都换成更新、更好的，你就应该停止在脑子里继续对那些没用的物品敝帚自珍、念念不忘了。如果你还是抓住那些已经一半报废了的各种各样的垃圾不放，你就阻止了更好的东西来到你的身边——**如果你抓住低劣的事物不放，你就无法接受优越的事物。**

还有，如果你总是和这样的人做伴：他们总是干扰你、烦累你，当你发表见解时总是嘲讽你。与他们厮混，等于阻止了那些更好的朋友来到你身边。

如果你坚守着你的旧外套、旧衣服、皱皱巴巴的帽子，为不得不扔掉它们而心怀恨意，花费了很大的力气与收购旧货的小贩讨价还价，终于把它们卖出一角钱。这样，你就无法很快得到你想要的新衣服。和"旧"这个概念有关的一切想法都有强大的力量，它们可以把你本应得到的几百美元，变成不值钱的硬币。

如果你总是保留和精心照管那些曾经有用但现在已经没用的个人物品，这等于阻止了你的精神力量或者说思想力量转向新事物，阻止你得到更新鲜的和更好的东西。你把精神都用在照看东西上，而不是用在自己身上，这是对自己的一种伤害。就像你不应该再保留你童年时代的衣服、帽子、玩具，把一切不值钱的宝贝装满口袋。为什么？因为你知道你已经长大了，它们对你已经没有用处。

如果你占有着超出了你当前需要的物品，它们给你带来的只会是烦恼，而这种烦恼还会阻碍你获得更新更好的东西。不管你有多少钱，你能吃掉的只是一日三餐，你的胃装不下更多的东西，如果吃得过多，只会对你的身体有害。如果你的马厩里有一匹从来用不上的马，你最好在它"吃掉自己的脑袋"之前卖了它。如果你的阁楼里装满了旧箱子、椅子、家具，如果你的抽屉里塞满了旧衣服、碎布、袜子和口袋。所有这些你珍爱和保存着的东西，你都舍弃不了，你觉得你总会在某个时候用到它们。其实，更好的做法是卖掉或扔掉它们。因为这些没用的旧东西阻碍了更好的东西接近你，它们占据着你的头脑。

很多人终其一生都被那些旧罐子、旧平底锅、旧水壶所拖累着。你会怎么看这一个男人呢？这个人为了保住他的撬棍，把它用链子拴在自己的脚踝上，随时拖着它走路。而你，正是把撬棍拴在了自己的头脑中。很多时候，我们拥有的很多东西，正是我们精神上的累赘。就好似房子的税金和维修费用超过了它的租金收入，资本和股票占用了我们的精力，超过了它们的真实价值。

在金融界有这样一则秘诀：当发现自己的资产对自己不再有用时，要尽快出手，不受其累。他们这么做，是遵从了一项永恒的精神法则。有远见的人会及时摆脱不能使他们获利的资产，而短视的人买进这些资产，然后花好几年时间让这些资产躺在自己手上，花很大精力照管它们却一无所获。

保存东西的实际成本，就是大量消耗了你的脑力。如果你总是留着你的旧床架和旧写字桌，或者其他对你已经没用的东西，每次搬家都带着它们，那就要花大量时间研究、计算怎样才能把它们都摆进去，并且每天的日常起居中都要被它们弄得磕磕绊绊。其实，你是在无休止地把自己的能量用在了错误的方向。而如果你正确运用这些能量，所获得的收益足够你买一百个新写字桌。

正是这种盲目的贪欲，这种一味保存和囤积的做法，使很多人总是难以脱离穷日子，甚至沦为贫民。

做生意绝不是一味的囤积。如果所有的人都不消费，这个世界的一切商业活动都会停止。正是人们对于商品的需要，给了劳工们、机械师们、艺术家们以及各行各业的人工作的机会，使他们得以谋生。如果一味的囤积，到最后除了痛苦和麻烦以外，你得不到任何东西。

如果以财富的观点来看，那些一个世纪前生活在乡村的大家族们都到哪里去了呢？它们悄悄地衰落，被那些后来居上的人取代。而那些后来居上的人，原来一无所有，他们白手起家，靠着思想的力量和富有的头脑，在商界或是金融界异军突起。这些人经常训练他们的那种"力量"，那种精神力量，于是获得了现实的成功。而到了他们的孙子或重孙子那里，可能又会沦为贫民，因为他们的后代仅仅在保守财富，而从来不去训练他们的能力。现在即便在英国，保住家庭的财富也越来越难，儿子总是会把父亲的家业搞得败落下去。即使他们从前辈那里继承了公爵、伯爵之类的称号，也不能提高他们的智力。

保守财富是毫无意义的。而那些吝啬鬼，在他们的肉体消亡后，他们的精神，依然逡巡在他们的财富周围，他们的灵魂仍然会回到他们的房子中，会回到他们曾珍爱的某一件物品的旁边。而看到他们的财物现在已经被别人使用，给别人带来快乐。这对他们来讲，真是一件莫大的痛苦。

就算你拥有整个地球，你充其量也只能享用其中一部分的空气、阳光、水、食物还有力量，去满足你每天、每小时的需要。**总是占有着那些你用不着的东西，最终会损害你的健康。**你的这笔巨额财产会成为一个笑话，就算你占有地球，你还是不能控制这个星球上的一切更新演化：潮汐的涨落、季节的更替，还有河流奔向大海的方向。你也没有力量平息地震和暴风雨，你更不可能让你的身体永远待在你认为属于自己的土地上，因为当你的精神失去控制你身体的力量时，你会死亡。然后呢？你会成为一个倒霉的囚犯，被系在你的土地、房子和其他所有物质财产之上，却不能控制它们、使用它们、享受它们，你真的像有句老话说的那样"赢得了整个世界却失去了灵魂"。

按照生命中的普遍规则：只有抛弃旧的，才能赢来新的。你的身体也是同样。何必再执著于那些物质的财产，去追求新的生命吧！更新鲜的血液、更强壮的骨骼和肌肉，会赋予你更强的力量。

假如你拥有一所宫殿，而它对你毫无用处，那么你只有两种选择：要么让它为别人发挥作用，要么让它变成你的破屋。如果你存留着它，随之而来的是你给自己的心里增添了很多重负。有多少心思花费在保存这些东西上，你就浪费了多少精神力量，而这些精神力量本可以用来培养你的智慧。

你有义务不断培养你的智慧，你要把你的力量毫无保留地用在培养你的智慧上。因为你是一个整体，如果你不去精心地培植、改进你的每个部分，你天赋中的那些力量与敏锐，对你来说就会变成痛苦。所以，一个完

整的人，应该同时是歌唱家、机械师、医师、演员、画家、雕塑家……他
应该掌握一切他的志向与灵感要求他掌握的能力。永恒的精神生命赋予
人们足够的时间去学习种种智慧，这个过程对人们来讲就是一种有趣的
娱乐。

对一个不断进取、不断提升自己智慧的人，你不可能掠夺他的财富，
把他变成一个乞丐。因为他根本没有索要的想法，如果今天有人破坏了他
所拥有的任何物质财富，明天，他的力量会吸引来更多的财富。生活在今
天的很多成功人士都以他们的经历阐明了这个原则，还有些人会把这个原
则阐明得更完美，他们将给这个世界带来无数的奇迹和震惊。

要坚持你的理想

> "为者常成，行者常至。"你追求，你就会拥有；你坚
> 持，你就会成功。

如果你坚持追求某种你所缺少的品质，那么你就会在自己的缺陷上有所改进。但你要更有耐心，你要做到更加果敢，更公正，更富有勇气，更加充满希望和精益求精，那么你就会芝麻开花节节高。

这些品质都属于更加微妙和不可见的自然界，获得和使用它们的过程，就好比一次化学反应。

而一个意志消沉、懦弱无能的人，会无意中召唤更多的懦弱和气馁。他种瓜得瓜、种豆得豆。这就是他无意识的心理作用，让他咽下了苦果。思想是具有磁性的，因为它会同性相吸、异性相斥。如果你让恐惧有机可乘，那么你就会被恐惧淹没，你不去努力地忘记恐惧，就等于引狼入室。

把你的思想引向勇敢吧，这样你的心灵也会变得更加坚强。

在看不见的世界中，这些精神资源是无穷无尽的。《圣经》里说到："只要你开口就会得到。"耶稣也曾暗示：任何思想都能够获得自己需要的品质，只要它愿意呼唤。所以，明智地提出要求吧，我们会让自己变得更好。

每一秒明智的请求都会带来自己能力的增进。这种努力让我们受用不尽。我们想要的是更优越的能力，来让我们获取成功，来让我们和我们的朋友们生活得更加快乐舒适。如果我们自顾不暇，哪儿还有精力去帮助他人呢？这种力量和记忆别人的意见和书本上那些也许经不起时间考验的知识的力量截然不同。生命中的每一个成功都伴随着精神的力量。而这种精神力量又会影响身边的人们，真实得好像能举起一块石头的力量。

一个人也许不识字，然而他的思想却能够影响或远或近的很多人，事业上也是日进斗金。而那些学富五车的人，却只能靠着微薄的薪水养活自己。其中原因何在？

其实，那个文盲有一股强大的精神力量。而真正的智力，并不是一个装书的袋子，它是一种达到目的的能力。迂腐的文人只拥有智力的碎片，而成功的人都是先胸有成竹，再付诸行动，比如哥伦布、拿破仑、富尔顿、摩斯、爱迪生等，他们用自己的力量改变了整个世界。

你的计划和目标，无论是一桩生意还是一项发明，都是无形的思想力量的创造。这样的思想结构好像是一块磁铁。它不停地吸引着对自己有帮助的力量。坚持你的目标，这些力量就会渐渐靠近你，同时变得越来越强，最终会给你带来理想的结果。

放弃你的理想，就等于放弃你之前所做的那些努力，让之前辛苦经营的基础都前功尽弃。任何成功都要依靠坚持不懈的决心，你能够从你的决心中获取更多的力量。当你的身体在沉睡时，你的思想却仍然活跃。它们会对你的身体产生作用。如果你带着焦虑不安或是愤愤不平的情绪入睡，这些情绪就会带给你恶劣的后果。相反，如果你入睡时的情绪是充满希望和愉悦自信的，那么，这股强大的力量会让你受益匪浅。如果你满心愤怒，那么只会害人害己。

学会忘掉那些负面的事情，培养遗忘的力量，也是控制自己的思想。

控制你的思想，就是让你的思想不再沉浸在黑暗面中，而是可以接受更多有益的帮助，这实在是迫在眉睫。今天成千上万的人不知道如何控制自己的思想，而是任由自己的思想到处漂流。他们不会对烦恼着自己的思想说："我不会再想着你了。"所以，就在无意识中，他们替自己创造了恶劣的情绪，在这种情绪和思想的作用下，他们的身体也会逐渐恶化。

当你意识到一直困扰你的是棘手的思想时，你应该开始积蓄力量清除这个麻烦。你必须在头脑中抵制那些错误的思想，这样你才能逐渐地积攒抵制的能力。

基督说过："抵抗魔鬼的诱惑，它就会从你身边离去。"错误的思想就是我们身边的魔鬼，它无时无刻不在折磨我们的心灵和肉体，使我们失去自己的朋友，失去自己的财富。而财富意味着舒适的生活。没有了这些，我们也就不可能发挥出自己的潜力。吝啬的罪恶是重视金钱，而忽视那些需要用金钱去换取的东西。

要想获得事业上的成功，要想取得艺术上的进步，忘掉自己之前事业上的成就，忘掉艺术上的陈规旧律，对你都十分重要。只有这样我们才能让自己的思想获得休息，我们才能获得更新鲜的力量，获得新的成功。

我们还没明白生命的真谛，以及生命赋予我们的无限可能。生命那最完美的特质在于：思想之火一天不熄灭，生命就不会枯竭。人们可以摆脱折磨他们的病痛，只要他们自己心中愿意。

让一些事情变得志在必得，你就已经释放出一些自己的神圣潜力了。当你说出"我一定能够做到"时，这种力量就会推动你走向成功。

不过我们一定要小心运用这种潜力，这种潜力如果不加上智慧的思考，也会引发可怕的灾难。因为小我出自私欲的目标，往往和最高的智慧相悖，最后这种私欲无限膨胀，会招来可怕的后果。要随时这样提醒自己："有种伟大的力量会给我带来永久的快乐。但如果我的私欲不能如愿以偿，那一定是这种力量给我准备了更好的东西。"

生命就是不断迈进

> 就像中国人说"天行健，君子自强不息"，马福德则通过他自己的领悟告诉人们：遵循宇宙的规则，就是要不断前进，不断更新自己的思想，用思想改变我们的生活。只要不断前进，最终会通向那对生命的顿悟和无限的幸福。

生活就是不断地向前迈进。如果我们希望前进，向远方眺望是一种很好的选择，所以，我们要在精神上不断地向前方"眺望"。

所有的一切都是向前迈进的，就连那最乏味、最粗俗和最执拗的思想也在前进。一种巨大、永恒和无法理解的力量推着我们向前走。但是在所有的一切都受到推动不断向前时，仍有许多人在徘徊和回望。他们无意识地违背了这种力量，这样做就会招致不幸、痛苦、疾病和忧伤。

无论思想从哪里开始，无论它最关注的是什么，这都给它带来了许多收获，不断的思考和想象，会最终给世界上一切有形的物体赋予思想的烙印。

在这本书中，我常常重申上面这个观点，因为这一事实在生活中的许多方面都起着决定性的作用，无论是获得幸福还是遭遇悲伤，无论是永久的健康繁荣还是贫穷衰败，都是它在起作用。

我们应该尽自己最大的努力去记住这一事实：**我们的思想是无形的磁石，不断吸引与它相一致的事物。**当我们的意识越来越清醒，我们也会变得更加谨慎地保持我们的心志向正确的方向前进。我们对幸福和成功的思考会更加认真，幸福和痛苦在我们生命中都是建立在那些看似简单的规律和方式上的，这让我们既惊又喜。但这种所谓自然中的"简单"会变得更加难以理解和深奥。我们最关心的是找出事物发生发展的原因，当我们意识到我们能找到这些原因时，也就发现了早已存在于我们体内的"无价之宝"。我们迫切地想要告诉我们身边的人，因为以同样的方式，他们也能找到属于自己的珍宝和力量，人们在寻找专属于自己的珍宝时并不会变得贫困不已，在找到时则会变得更加富有和幸福。

生活中充满了获得快乐的各种可能性，但是我们并没有完全意识到它们的存在。真正的生活意味着一份永恒和不断增长的成熟；意味着对于身体健康的维持，以维持精神的存在；意味着让身体摆脱老年的束缚，也就是不仅远离病痛，也远离虚弱和腐朽。

生活，意味着力量和幸福在我们体内的不断增加；生活，意味着不断增长的新鲜，不断增长的对宇宙中所有重要的和美好的事物的认知，意味着不断发现越来越多的伟大和美好，意味着不断增强的对自然中各种幸福的感受能力。

生活中的这些喜悦是无穷无尽的，有待我们去发现和感知它们的存在，在我们感受到它们之前，它们一定是无迹可寻的。正像有关古代十二使徒的记载中写到的："眼睛没看见，耳朵没听见，这意味着精神无法进入人们的心中，当然人们也就感受不到上帝因为爱他们而为他们准备的一切。"

在我们的精神更加进步之前，我们从生活中只能感受低层的快乐，比如我们的食物能够给予我们满足感。但随着我们的身心更进一步地发展和完善，吃进嘴里的食物能够发挥健康促进剂的作用，并给予我们富有动力、活力和弹性的生活。于是，在我们行走的过程中，每一块肌肉的运动，都能够产生快乐。我们要做到心态平和，"抱着宽容的心态"，这意味着将来我们能收获更多。

在过去我们并没有发现这些规律，但这并不能证明它们不存在。然而，数以百万计的人从不向前看，去找寻获得这些幸福的可能性。他们从未听说过这些幸福，即使是听说过，也不相信这是真的，他们的精神是迷茫的。

他们认为生命是短暂的，认为年老和衰弱是无可避免的，认为人到了一定阶段，身体的力量会不断减弱，总有一天他们会像别的老人一样行动迟缓和虚弱，因此，他们认为人生最大的目标，就是"趁自己年轻多存点钱"，以备年老体弱时之需。

在这种恐惧的打击下，他们紧闭双眼，不愿看到前途的渺茫。正是因为他们相信这种结局，这种遭遇终会到来。他们只相信自己的物质存在，而不相信精神。

正是"为年老体虚做好准备"的思想，让他们的身体迅速变老。不停地做这种准备的人，总认为自己会变得无助和衰老，而当所有的物质都无力抵抗疾病时，他们总是将希望寄托在积累更多的钱上。

腰缠万贯的人，到了年老体虚、疾病缠身时，也就只能用自己的钱为自己买栋更好的房子和更舒适的床，除此之外，他什么都做不了。**他的钱无法抵御疾病的侵袭和虚弱的来临，无法让他享用昂贵的食品，痛苦的皇帝跟乞丐没什么区别，就算床再舒适，仆人再多，也没法缓解这种生老病死的痛苦。**

现在，所有这些错误的思想仍然占据人们的心，这是让人担忧的。因为只有力量和精神，才能够避免各种疾病。

只有在认识到并接受"精神控制身体"这一观点后，我们才能开始力量的培植，这时，无论思想在构想、思考和想象什么，它们都能达到目标。然而，我们在想象中强加了一种不受欢迎的观念，认为身体的颓废和腐朽是必然的，并紧握着这些悲伤的画面不放，对于未来不抱任何希望，我们不应该这样看待生活。

那些奋力向前的先锋中的一部分正在大喊："为什么我们没看见眼皮底下最伟大的力量之源？为什么人们的思想会成为一种真实的元素、力量，会像电流一样射向每个人的心里，无论是加重还是减轻伤害，无论是杀死还是治愈某人，无论是制造幸福还是麻烦，每时每刻，不管人们是醒着还是睡着，这种力量都在不断地雕刻、铸造和形成人们的面部特征，无论丑陋还是好看？"

如果你能够赋予自己一种生动的力量，如果你能证明自己目前的健康和充满活力能够取代老年时的虚弱不堪，你就可以避免所有疾病。你难道不是在做一件普及大众的事情吗？这样做会比你援助那些饥饿和痛苦的人更值得推崇。

亿万富翁、统治者、最出名的艺术家、科学家、军事家、教授、部长，到头来都会面临生命的终结。对比以上列举的那些更富有思想内涵的人，认识到现在他们已经掌握了生命的真谛，那么，该是时候终结生命了，从另一个角度看，死亡倒成了对生命终结不满意的最好的忏悔方式。

不管怎么说，人类需要过得更好，许多世纪以来，这些需要不断膨胀和增长。哪里有需要，哪里就有满足，现在这种需要得到了满足，首先是一部分，之后是全部。

在人类生命中，每个"新的一天"，都有新的知识来到地球上。现在我们已经感受到这种"伟大启示"的曙光，不是因为某个人的书写或申明，其实，这种启示已经敲打人性的心门几个世纪了，但是它们一直无法进入人们的心里。好在，现在许多人正敞开心扉，去迎接这种"伟大启示"。

新思想让我们"重生"

> 要永远不停地接受新思想的洗礼，去做一个与众不同的
> 人，最终，你会获得更加杰出的生命。

迄今为止，我们人类，还都不曾真正明白生命的意义和价值。

关于生活，人类最根深蒂固的看法仍然是这样的：我们会出生，然后成年，走向衰老，最后死亡。在这个过程中，有的人功成名就、名利双收，但最终难逃一死。生活，不过如此而已。

然而，人类真实的生命真有这么简单吗？不，生命并不完全是你现在看到的这样的。就好比你见到了一棵枝繁叶茂的大树，可是你却从来没有见过它生长在地下的根是什么样子。真实的生命，对于你便是那看不见的树根，你不能随便说自己已经知晓真理，也不能自以为懂得了生命的全部。

其实，我们在生命的每个阶段都已经转生过很多次了，转生，代表着抛弃自己旧的身体，去迎接新的生命。那么，什么是重生呢？重生，就是不需要通过死亡来分离自己的肉体和精神，就可以获得的一种新生。

我们精神越是粗劣、低级，就会越发拖延我们的"重生"，因为精神是使我们获得新生的力量，精神会不间断地进行自我更新，绝不会一成不变、原地踏步。

一种精神化的力量，会不停地在这个星球上发挥作用。经历了很多的岁月之后，这种力量已经无数次地改变了地球上的种种物质形态。不论矿石、植物还是动物，都由这种力量推动着，不断进行着从低级向高级的进化。这种力量指引着人类，跨越了各种不同的发展阶段。它照亮了人们的心灵，赐给人类很多科学上的发明，让人们发现了蒸汽、电力以及种种能

为人类服务的能源。

但是，一个更加崭新的时代即将到来，这是一个不需要金属、蒸汽和电力也能安居乐业的时代，这种新的能量，就是源于人们内心的精神力量。

未来的人们会拥有更完善的生命，人们会灵肉合一，让自己的心灵提升到一个新的层次。最终我们会脱胎换骨，得到心灵的重生。

长久以来，因为旧思想的存在，每个活着的人都不得不承受生命的阴暗面。如果我们不去接受新思想，如果我们固执己见，如果我们非要重复自己父辈的生活，那么我们仍然对自己的身体和心灵一无所知，我们会让自己的身心都渐渐腐败生锈。

这种腐败生锈的证据，就是精神感官的退化。人都有着身体器官的感知能力，此外，我们还有着更高级的精神感官。清醒时，我们生活在物质感官中，然而当我们入睡时，精神感官就接管了我们的生命。这两者相互配合，相互补充。在我们睡觉时，物质感官接收着来自精神感官的补养，而同时物质感觉也帮助精神感官完善功能。完善的生命意味着物质感官与精神感官的良好配合，它们相互依存，缺一不可。当它们达到水乳交融的境界，我们就能感受到两者的能量，我们的生命也就达到了那种完善而幸福的境界。

现在有很多虚弱和痛苦的人，他们其实正在承受着无知带来的罪孽。这种罪孽潜藏在他们的精神中，对应着的是他们的身体状态。请记住：如果精神上有所谬误，那么身体也会受到殃及。

但我们不能指责这些不幸的人们，他们为了生活已经竭尽了全部努力。好在他们本能的愿望会牵引着他们去了解这个世界，如果再给他们一些时日，他们会领悟到避免这些恶果的方法。而随着他们知识的增加，伴随而来的是仁爱、宽厚的心灵。

生命的法则告诉我们："你们生来就不该墨守成规地了此一生，生命不该一成不变，像石头一样死气沉沉。你们应该有不断进取的精神，有不断超越的勇气。要永远不停地去接受新思想的洗礼，去做一个与众不同的人，最终，你会获得更加优越杰出的生命。"

重生，意味着永远上升的生命，意味着一种自我更新的能力。那就是：当你每天早晨醒来时，都发现身边的一切是那样美好！每天的阳光照耀，对你来说都是一种荣耀。而你无论在哪里休息，都能感觉到山川河流、花草树木、飞禽走兽、日月星辰……自然界的一切事物中，那澎湃的生命活力和灵性。重生，意味着每天都有新的思想充实着你的内心，你为自己生命中的无限可能和潜力而欢欣不已。重生，意味着你远离了那种为了物质生活而苦心经营的状态，于是你不必再处心积虑、劳神费力。你会自由自在，你的身体和精神都会得到放松。你最终从天地万物那里得到了宁静和幸福，得到了生命与力量。

我们要避免倦怠的疾病，如果我们无所事事，想用一些无聊的事情打发时间，实际上我们已经失去了生命的活力，我们的脑子里充满了种种关于倦怠和疲劳的想法。这说明，那些日复一日原地踏步不思进取的人们，还有他们死板僵化的思想，已经影响到了我们。

我们要知道：真正的生命力的来源，不在物质世界里。这也正是为什么金钱买不到幸福的原因。物质世界里的不满和疲倦，会吞噬掉我们的生命，想在金银财宝里获得生命的快乐，这是不可能的。

只有不断追求新的思想，你才会渐渐接近那最高的神圣思想，最终会获得新生，你的躯体和心灵都会得到新的生命。因为，如果心灵得到新生，那么身体也会焕然一新。我们因此变得更加精神化了，我们会发现，自己的生活模式和道路都在发生改变，这些变化涉及我们日常生活中衣食住行的每个方面。

不过，我们不必去强求这些变化。新生会让我们逐渐厌恶来自动物的食物，不过，在你的心真正产生变化之前，素食对你没有任何帮助。

也许你会反驳："这和我有什么关系？也许你说的是真话，但这一切太虚无了，我要现在就能帮助我的东西！"

其实，关于新生的思想，现在就可以帮助你，如果你能真正相信它。新生的思想是你脑海里的一颗种子，也许你会忘掉它，很久也想不起来它，但它一直悄悄地在你的脑海里生长。它会逐渐改变你的思想，将错误的思维方式从你的大脑中清除，取而代之的，是新生的观念。这种思想会驱使你寻求真正的快乐，放弃旧的感官享受，让你明白：那些旧的嗜好对你的身体只有害处、绝无益处。

这个过程中，我们会循序渐进地改变自己的思想，**当我们意识到：原来正是我们那些病态的想法，比如贪婪和忌妒，早已渗入我们的血肉中，给我们带来疾病与虚弱，而且还吸走了我们很多的力量，于是，我们就会下决心摆脱它。**

比如，当一个年轻姑娘发现，忌妒、暴躁会毁掉她的美貌时，她就会努力改正自己的这些毛病。当一个男人意识到，生气、牢骚和贪婪会使他的身体日渐病弱时，他就会好好地调节自己的情绪，改变自己的思想，保持内心的清净。而那无限的最高力量，期望每个人都健康、美丽、优雅，它会不断地为人们增加这些优点。它会通过不断的重生的过程，让人们身上的这些优点得到永远的延续。

请回忆一下，我们每次心中不快，不是都使我们的健康有所损害了吗？所以，今天如果再有人对我们不满意，他们的口气、他们的吝啬虚伪的样子、他们那蛮横无理的态度，真的冒犯我们了吗？就算是，也随他们去好了。让我们试着忘记这些吧！如果我们和某些人接触之后，那些不快的印象就会印在我们的脑子里，并且一点点地伤害着我们的健康，对这些人和他们的思想，我们应该敬而远之。

想摆脱这个泥潭，首先必须让我们自己获得重生。如果我们经过长期的努力，还是无法摆脱那些有害的思想和情绪，如果我们陷入贪婪和忌妒的情绪中，无法左右自己，那我们可以向上帝的无限神力求助，让他指引我们。上帝的神力会赐给我们新的思想，而新的思想会让我们获得真正的重生。